JN029217

日本認知症予防学会監修

軽度認知障害（MCI）診療マニュアル

［監修］
一般社団法人
日本認知症予防学会

［編著］
池田佳生・浦上克哉

中外医学社

執筆者一覧（執筆順）

太 田 康 之　山形大学大学院医学系研究科 内科学第三講座 神経学分野（脳神経内科）教授

池 田 佳 生　群馬大学大学院医学系研究科 脳神経内科学分野 教授

佐 治 直 樹　国立長寿医療研究センター もの忘れセンター 副センター長

木 村 成 志　大分大学医学部 脳神経内科学講座 准教授

松村美由起　東京女子医科大学 附属成人医学センター 脳神経内科 講師

杉 本 大 貴　国立長寿医療研究センター 認知症先進医療開発センター

櫻 井　　孝　国立長寿医療研究センター 研究所 研究所長

浦 上 克 哉　鳥取大学医学部保健学科 認知症予防学講座（寄附講座）教授

島 田 裕 之　国立長寿医療研究センター老年学・社会科学研究センター予防老年学研究部 部長

山 下　　徹　岡山大学大学院医歯薬学総合研究科 脳神経内科学 准教授

序

　このたび，一般社団法人 日本認知症予防学会監修『軽度認知障害（MCI）診療マニュアル』を出版することができたことをとても喜ばしく思っております．

　日本認知症予防学会では認知症予防に携わる専門人材の育成を目指して，認知症予防専門士制度，認定認知症領域検査技師制度（日本臨床衛生検査技師会と共同運営），認知症予防専門医制度，認知症予防専門看護師制度，認知症予防専門薬剤師制度（日本薬剤師会と共同運営）の5つの制度を順次創設してきました．認知症予防専門医制度は2016年に初代認知症予防専門医制度委員会委員長であった岡山大学医学部脳神経内科教授の阿部康二先生（現 国立精神・神経医療研究センター病院 病院長）の発案で立ちあげ，認知症予防の最前線で活躍する専門医の育成を始めました．地域でかかりつけ医として医療を担って頂いている医師は，認知症早期発見の最前線にいて生活習慣病の管理をしておられ，まさに認知症予防専門医であると考えます．その後2代目の委員長である群馬大学医学部脳神経内科教授の池田佳生先生に認知症予防専門医制度は引き継がれ，2018年に初回の認定がなされ現時点で認知症予防専門医は411名（2023年4月28日時点）を数えるに至っております．認知症予防専門医は認知症の診断や治療に最前線で携わっており，当然，軽度認知障害（MCI）の診断に至る機会は多くなります．これまで，MCIには薬物治療が認められていないために診断のみで終わってしまうことも少なくなかったと思われます．2023年8月21日に疾患修飾薬であるレカネマブが本邦で承認されました．疾患修飾薬の投与対象はMCIと軽度の認知症になると思われ，MCI診断の重要性がこれまで以上に増してきています．このような状況の中，認知症予防専門医はもちろんのこと，認知症医療に携わる多くの医師にMCIを正しく理解して診断し，マネジメントして頂けるように本書を作成することになりました．本書では，特にMCIへの非薬物的アプローチについて科学的なエビデンスのあるものを紹介しております．MCIの診

断後支援の一貫として患者ならびに家族へのアドバイスの参考にして頂ければと希望します.

　本書の作成ができたのは，認知症予防専門医制度委員会の委員長である群馬大学医学部脳神経内科教授の池田佳生先生の多大なご尽力によるところであり深く感謝いたします．また，本書の作成，編集にご高配を頂いた中外医学社の上岡里織様，興石祐輝様にお礼申し上げます.

　2023 年 8 月

　　　　　一般社団法人 日本認知症予防学会 代表理事
　　　　　鳥取大学医学部保健学科認知症予防学講座（寄附講座）教授

　　　　　　　　　　　　　　　　浦上克哉

Contents

第8章　軽度認知障害（MCI）に対する地域での取り組み
〈島田裕之〉 85

第9章　軽度認知障害（MCI）に対する治療研究
〈山下　徹〉 96

第1章　軽度認知障害（MCI）とは

KEY WORDS　軽度認知障害（MCI），認知機能障害，神経精神症状，MCI の概念

Essence

❶ MCI の概念は，認知機能が以前よりも低下し，正常ではないが，日常生活
　機能は保たれており，認知症ではない，ことを指す．

❷ 認知症の早期発見や認知症発症予防の重要性から，認知症の前段階である
　MCI の概念が作られた．

❸ MCI の概念は変化しているが，1997 年に Petersen らが提唱した記憶障害
　を主体とした概念と，2004 年に Winblad らが提唱した記憶障害以外を含
　む概念が，現在も注目されている．

❹ MCI の種類（サブタイプ）として，記憶障害を認める amnestic MCI，記憶
　障害以外を認める non-amnestic MCI，アルツハイマー病（Alzheimer's
　disease: AD）の病態が関連する MCI due to AD がある．

❺ MCI に類似する概念として，バイオマーカーの測定結果を取り入れた，AD
　の前段階を指す preclinical AD が注目されている．

❻ MCI の症状には，認知機能障害と神経精神症状の 2 種類がある．

CQ 1-1　MCI の概念とは？

　MCI（mild cognitive impairment，軽度認知障害）とは，1 つ以上の領域での
認知機能が以前よりも持続して低下しており，正常ではないが，日常生活機能は保
たれているため，認知症ではない状態を指す臨床的な概念である[1,2]．評価される認
知機能には，記憶，実行機能，注意力，言語，視空間認知が含まれる[3]．

　認知機能低下の判断は，年齢や教育歴を考慮したうえで，以前の対象者の水準と
比べて低下している場合に判断する．また，認知症の判断は，持続的な認知機能低
下により，以前まで送れていた日常生活活動に持続的に障害がある場合に判断する．

　なお，MCI の概念には病理学的な視点がないため，MCI の原因となる病理学的

背景は多彩であることがわかっている.

CQ 1-2 なぜ MCI の概念が作られたか？

MCI は，将来的に認知症に進展する可能性がある認知症の前段階を示し，認知症の早期診断と発症予防の重要性が認識されたため，この概念がつくられた[1]．MCI が将来，進展する可能性がある認知症にアルツハイマー病（Alzheimer's disease: AD）があるが，近年，AD の病態をもつ MCI および早期 AD 患者に対する抗アミロイドベータ抗体薬の有効性が報告され，MCI の段階で治療介入できる可能性がわかっている[4]．また，認知症発症予防法の研究が進んでおり，現時点においても生活療法や運動療法の効果が期待されており，将来的に MCI の段階で有効な認知症発症予防療法が開発される可能性がある．

CQ 1-3 MCI の概念はどのように変化してきたか？

現在の MCI の概念を含め，今までに認知症の前段階を示す複数の定義および概念が提唱されてきた[1,5-7]．

歴史的に最も古い報告は 1988 年の Reisberg の報告であり，MCI を global deterioration scale で Stage 3 として報告した[8]．1991 年には Zaudig らが，別の観点から MCI を提唱したが[9]，これは Global deterioration scale for assessment of primary degenerative dementia（GDS）[10]の Stage 2～3 および Clinical dementia rating（CDR）[11] 0.5 に該当すると考えられている．

1997 年に Petersen らの Mayo clinic のグループが，記憶障害を主体にした MCI の診断基準を提唱した 表1 [12,13]．この診断基準は，現在においても注目されている．しかし，記憶障害以外の認知機能障害も MCI の状況には含まれると考えられたため，2003 年にスウェーデンのストックホルムでシンポジウムが開かれ，2004 年に Winblad らにより MCI が分類化された 図1 [14]．まず，本人または家族から認知機能低下の訴えがあり，認知機能は正常ではないが，認知機能低下の程度は認知症には至っておらず，日常生活機能が正常であれば，MCI と判断するが，記憶障害があれば amnesic MCI，記憶障害以外の認知機能低下があれば non-amnesic MCI と分類された．さらに，amnesic MCI と non-amnesic MCI は，認知機能障害が 1 領域のみか多領域であるかにより，single domain か multiple domain に分類された．この診断基準も，現在において注目されている．

2011 年には，National Institute on Aging-Alzheimer's Association（NIA-

JCOPY 498-22952

表1 Petersen らの MCI の定義（Petersen RC, et al. Int Psychogeriatr. 1997; 9: 65–9[12]), Petersen RC, et al. Arch Neurol. 1999; 56: 303–8[13])）

1. 主観的な物忘れの訴えがある
2. 年齢と教育歴を鑑みたうえで，他覚的に記憶障害がある
3. 全般的な認知機能は正常である
4. 日常生活は正常に活動できている
5. 認知症ではない

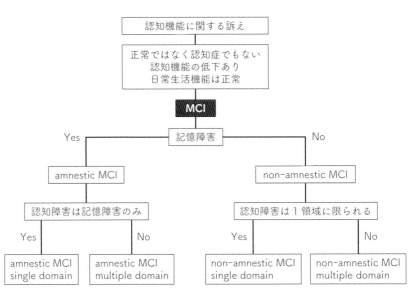

図1 Winblad らの MCI の分類（Petersen RC. Mild cognitive impairment. Continuum. 2004; 10: 9–28）

AA）が AD の病態に関連した MCI として MCI due to AD の概念を提唱した[15]．その診断は，認知機能の変化を本人や情報提供者の訴え，または熟練した臨床医の診察で認め，特に記憶に関する1つ以上の領域の認知機能障害を認め，日常生活機能は保たれており，認知症でない，ことを満たすことで判断される．

2013 年には，Diagnostic and Statistical Manual of Mental Disorders, fifth edition（DSM-5）が，MCI 類似の概念として mild neurocognitive disorder を提唱した[16]．その診断は，1つ以上の領域の認知機能低下を認め，日常生活機能は保たれており，認知症ではないことにより判断される．

2018 年には，World Health Organization（WHO）が 11th revision of the international classification of diseases（ICD-11）において，mild neurocognitive disorder の定義を提唱した[17]．その診断は，本人からの主観的な認知機能低下の経験があり，対象の年齢と知的機能を鑑みて，他覚的にも 1 つ以上の領域の認知機能障害があり，それは日常生活に大きな支障はないが，認知機能低下は正常の加齢に比べて進んでいる．そして，その原因として神経疾患や外傷，感染症，長期の薬剤使用の影響の可能性があることを指摘している．

CQ 1-4　MCI の種類（サブタイプ）に何があるか？

MCI の種類（サブタイプ）には，CQ1-1〜1-3 でも説明した以下のものが代表的である．

▶ Amnestic MCI

2003 年のスウェーデンのストックホルムで開催されたシンポジウムをもとに，2004 年に Winblad らにより提唱された 図1 [14]．本人または家族から認知機能低下の訴えがあり，認知機能は正常ではないが，認知機能低下の程度は認知症には至っておらず，日常生活機能が正常であれば，まず MCI と判断し，認知機能低下の種類に記憶障害があれば，amnestic MCI となる．Amnestic MCI はさらに分類され，認知機能低下が記憶障害のみであれば single domain，記憶障害以外にも認知機能低下の領域があれば multiple domain となる．その病因として，single domain は AD やうつ病，multiple domain は AD，血管性認知機能障害，うつ病がある[5]．

▶ Non-amnestic MCI

2003 年のスウェーデンのストックホルムで開催されたシンポジウムをもとに，2004 年に Winblad らにより提唱された 図1 [14]．本人または家族から認知機能低下の訴えがあり，認知機能は正常ではないが，認知機能低下の程度は認知症には至っておらず，日常生活機能が正常であれば，まず MCI と判断し，認知機能低下の種類に記憶障害がなければ，non-amnestic MCI となる．Non-amnestic MCI はさらに分類され，認知機能低下が記憶障害以外に 1 領域のみであれば single domain，2 領域以上あれば multiple domain となる．その病因として，single domain は前頭側頭型認知症や AD，multiple domain はレビー小体型認知症，AD，血管性認知機能障害がある[5]．

▶ MCI due to AD

2011 年に，NIA-AA が AD の病態に関連した MCI の種類として，MCI due to

JCOPY 498-22952

AD の概念を提唱した[15]．認知機能の変化を本人や情報提供者の訴えまたは熟練した臨床医の診察で認め，記憶障害を含む 1 つ以上の認知機能の領域の障害を認め，日常生活機能は保たれており，認知症でない，ことを満たすことで診断される．原因として血管障害，外傷，薬剤性を否定することも推奨される．さらに，診断においてバイオマーカーの結果の組み入れについても提案されている．

CQ 1-5 MCI に類似する概念に何があるか？

MCI に類似する代表的な概念として以下のものがある[1,18]．

▶ Age-associated memory impairment（AAMI）

1986 年に，米国 National institute of mental health work group が提唱した概念である．記憶が若年健常者の平均から 1 SD 以上下回っている場合に該当するが，加齢に伴う健常範囲の記憶障害が含まれる可能性がある．

▶ Ageing-associated cognitive decline（AACD）

1994 年に，International Psychogeriatric Association のワーキンググループが WHO と共同で提唱した概念である．認知症の前駆期の認知機能障害は，記憶以外に，言語，注意，視空間機能，論理があることを考慮している．年齢と教育年数を考慮したうえで，これらの認知領域において平均値から 1 SD 以上下回っている場合に障害があると考える．

▶ Cognitive impairment no dementia（CIND）

1994 年に，カナダの地域疫学研究（Canadian study of health and aging）において提唱された概念である．認知機能障害はあるが，米国精神医学学会が発行した DSM-ⅢR による認知症には該当しない状態を指す．この概念では，早期の認知症が含まれる可能性があると考えられている．

▶ CDR 0.5

CDR の判定で 0.5 を MCI に相当するとの考え方である．CDR では 6 つの領域；記憶，見当識，判断力と問題解決，地域での生活（社会適応），家庭での生活（家庭状況・趣味・知的関心），介護状況について，認知機能障害を 0（なし），0.5（疑い），1（軽度），2（中等度），3（重度）の 5 段階で評価する．各領域の評価結果を基に，判定ルールに従い総合判定を行う[11]．一般的に総合判定が CDR 0.5 となるのは，6 領域の認知機能障害の平均または多くが 0.5 であれば判定されやすいが，記憶障害が 0.5 以上であれば，他の領域が 0 でも総合判定は CDR 0.5 になりえる．

▶ Preclinical AD

認知症ではない AD の前駆状態を示す概念であり，バイオマーカーの測定結果を取り入れて AD 病態であることを確認することが必要である[18]．2011 年に NIA-AA の診断基準[19]，2014 年に International Working Group-2（IWG-2）の診断基準[20]，2016 年に Jack らにより A/T/N 分類による診断基準が提唱された[21]．A/T/N 分類では，A＋はアミロイド β のバイオマーカーであるアミロイド PET 陽性か髄液中アミロイド β42 低下を指す．T＋はタウ病理のバイオマーカーである髄液中のリン酸化タウ増加かタウ PET 陽性を指す．N＋は神経変性か神経損傷のバイオマーカーである髄液中の総タウ増加か FDG-PET の糖代謝低下，MRI での脳萎縮を指す．認知機能が正常または低下していても認知症の状態ではなく，バイオマーカーの測定結果が A＋または A＋T＋，A＋T＋N＋なら preclinical AD と考える．

MCI および AD の早期治療の研究が進んでいることから，バイオマーカーの測定結果を組み合わせた MCI および AD の診断法は注目されており，MCI から早期 AD の段階での臨床治験にも用いられている[4]．

ⓒⓠ 1-6 MCI の症状は何か？

MCI の症状は大きく 2 つに分けて，認知機能障害と神経精神症状がある．

1）認知機能障害

MCI の概念は，1 つ以上の領域での認知機能が以前よりも低下しており，正常ではないが，日常生活機能は保たれており，認知症ではない状態を指すことであるから[1,2]，その概念を満たす認知機能障害の症状を認めることになる．対象となる認知機能障害には，記憶，実行機能，注意力，言語，視空間認知，が含まれるが[3]，具体的に以下に MCI の認知機能障害の代表的な症状を記載する．

▶ 記憶障害

近時記憶障害があり，直近の記憶が障害されている．特に直近のエピソードを忘れやすい．近時記憶障害のため，同じ話や質問を繰り返したり，物を置いた場所を忘れたり，今から何をしようとしていたか忘れていることがある．忘れていたことは，時間をかけて自力で思い出せることもあるが，部分的にしか思い出せないこともある．

▶ 時間の見当識障害

今日の日付や曜日を覚えていないことがある．また，約束の日を覚えていないこ

JCOPY 498-22952

とや，どれくらい前の出来事か覚えていないことがある．

▶ 実行機能障害

実行機能とは，目標と目的を定め，実行するための計画をたて，効率的に実行する複合的な高次脳機能である．実行機能障害のため，今まで実行可能であった日常生活動作において，困難が生じるが，部分的には実行することができる．具体的な日常生活動作には，仕事，料理や掃除や洗濯などの家事，買い物，グループ活動，などが含まれる．

▶ 注意力障害

注意力が低下することで，計算が困難になることや，判断力が低下することがある．また，注意力低下が原因で，記憶障害や時間の見当識障害，実行機能障害として症状が出現することがある．

▶ 言語障害

具体的な単語が出てこず，会話において「あれ」，「それ」という単語で表そうとする．また，言葉の理解力が低下することや，流暢に会話をすることが困難になることがある．

▶ 視空間認知障害

視覚的に対象をとらえることが困難となり，時計などの図形の模写が困難となる．また，外出して道で迷子になることがある．身の回りのものが，動物や人の顔など他の物に見えることもある．

2) 神経精神症状

認知機能障害の他に，認知症の行動・心理症状（behavioral and psychological symptoms of dementia: BPSD）に該当する神経精神症状を，35〜85％の MCI 患者に認める[22]．神経精神症状があると，MCI の認知機能障害はより重くなる傾向があり，さらに MCI の認知機能障害の進行により認知症に進展するリスクが高まる．よって，MCI 患者の神経精神症状を理解することは重要であり，神経精神症状を認めることは，早期の MCI 診断に繋がる可能性がある．また，認知症への進展リスクが高いことを示唆することになり，神経精神症状の管理がより良い結果をもたらす可能性がある．具体的な神経精神症状は，**表2** に記載のとおりである．

表2 MCIに認める神経精神症状（Martin E, et al. A Literature Review. Dement Geriatr Cogn Disord. 2020; 49: 146–55[22]）

症状	MCI 患者に認める割合			MCI 進行への関与
	研究対象設定	割合（%）	検査法	
うつ	病院受診者	83	NPI	一定の結論は出ていない
	一般住民	20.1	NPI	
アパチー	病院受診者	39.5	NPI	MCI 進行リスクは 7 倍ある
	一般住民	14.7	NPI	
不安	病院受診者	26.3	NPI	認知機能障害はより重くなり, より早く進展する
	一般住民	11.6	DSM	
短気	病院受診者	44.7	NPI	MCI 進行リスクは高い
	一般住民	12.9	NPI	
睡眠障害	病院受診者	48	CERAD–BRSD, HDRS, NPI	一定の結論は出ていない
	一般住民	13.8	NPI	
興奮	病院受診者	38	CERAD–BRSD, HDRS, NPI	MCI 進行リスクは高い
	一般住民	11.3	NPI	
異常行動	病院受診者	5.3	NPI	一定の結論は出ていない
	一般住民	3.7	NPI	
食欲・食事異常	病院受診者	5.3	NPI	
	一般住民	7.4	NPI	
脱抑制	病院受診者	2.6	NPI	
	一般住民	1.9	DSM	
多幸感	病院受診者	0	NPI	
	一般住民	1.3	NPI	
幻覚	病院受診者	2.6	NPI	MCI 進行リスクは顕著に高い
	一般住民	1.3	NPI	
妄想	病院受診者	10.5	NPI	MCI 進行リスクは顕著に高い
	一般住民	3.1	NPI	

NPI: neuropsychiatric inventory, CERAD–BRSD: consortium to establish a registry for Alzheimer's disease behavior rating scale for dementia, DSM: diagnostic and statistical manual of mental disorders, HDRS: Hamilton depression rating scale.

文献

1) 朝田　隆. 4. 軽度認知機能障害（MCI）の概念. In: 日本認知症学会. 認知症テキストブック. 東京: 中外医学社 ; 2014. p.103-10.
2) 鷲見幸彦. 内科医に必要な軽度認知障害・認知症の診方. 日内会誌. 2020; 109: 1504-10.
3) Langa KM, Levine DA. The diagnosis and management of mild cognitive impairment: A clinical

review. JAMA. 2014; 312: 2551-61.

4) van Dyck CH, Swanson CJ, Aisen P, et al. Lecanemab in early Alzheimer's disease. N Engl J Med. 2023; 388: 9-21.

5) Petersen RC. Mild cognitive impairment. Continuum（Minneap Minn）. 2016; 22: 404-18.

6) Anderson ND. State of the science on mild cognitive impairment(MCI). CNS Spectr. 2019; 24: 78-87.

7) Kasper S, Bancher C, Eckert A, et al. Management of mild cognitive impairment（MCI）: The need for national and international guidelines. World J Biol Psychiatry. 2020; 21: 579-94.

8) Reisberg B, Ferris S, de Leon MJ. Stage-specific behavioral, cognitive, and in vivo changes in community residing subjects with age-associated memory impairment and primary degenerative dementia of the Alzheimer type. Drug Dev Res. 1988; 15: 101-14.

9) Zaudig M, Mittelhammer J, Hiller W, et al. SIDAM-A structured interview for the diagnosis of dementia of the Alzheimer type, multi-infarct dementia and dementias of other etiology according to ICD-10 and DSM-III-R. Psychol Med. 1991; 21: 225-36.

10) Flicker C, Ferris SH, Reisberg B. Mild cognitive impairment in the elderly: predictors of dementia. Neurology. 1991; 41: 1006-9.

11) Morris JC. The clinical dementia rating（CDR）: Current version and scoring rules. Neurology. 1993; 43: 2412-4.

12) Petersen RC, Smith GE, Waring SC, et al. Aging, memory, and mild cognitive impairment. Int Psychogeriatr. 1997; 9: 65-9.

13) Petersen RC, Smith GE, Waring SC, et al. Mild cognitive impairment: clinical characterization and outcome. Arch Neurol. 1999; 56: 303-8.

14) Winblad B, Palmer K, Kivipelto M, et al. Mild cognitive impairment--beyond controversies, towards a consensus: report of the International Working Group on Mild Cognitive Impairment. J Intern Med. 2004; 256: 240-6.

15) Albert MS, DeKosky ST, Dickson D, et al. The diagnosis of mild cognitive impairment due to Alzheimer's disease: recommendations from the National Institute on Aging-Alzheimer's Association workgroups on diagnostic guidelines for Alzheimer's disease. Alzheimers Dement. 2011; 7: 270-9.

16) American Psychiatric Association. Diagnostic and Statistical Manual of Mental Disorders, fifth edition. Washington, DC: American Psychiatric Publishing. 2013.

17) World Health Organization. 2018. International statistical classification of diseases and related health problems（11th Revision）. https://www.who.int/classifications/icd/en/

18)「認知症疾患診療ガイドライン」作成委員会．認知症疾患診療ガイドライン 2017．東京：医学書院 ; 2017.

19) Sperling RA, Aisen PS, Beckett LA, et al. Toward defining the preclinical stages of Alzheimer's disease: recommendations from the National Institute on Aging-Alzheimer's Association workgroups on diagnostic guidelines for Alzheimer's disease. Alzheimers Dement. 2011; 7: 280-92.

20) Dubois B, Feldman HH, Jacova C, et al. Advancing research diagnostic criteria for Alzheimer's disease: the IWG-2 criteria. Lancet Neurol. 2014; 13: 614-29.

21) Jack CR Jr, Bennett DA, Blennow K, et al. A/T/N: an unbiased descriptive classification scheme for Alzheimer disease biomarkers. Neurology. 2016; 87: 539-47.

22) Martin E, Velayudhan L. Neuropsychiatric symptoms in mild cognitive impairment: A Literature Review. Dement Geriatr Cogn Disord. 2020; 49: 146-55.

〈太田康之〉

第2章 軽度認知障害（MCI）の疫学と予後

KEY WORDS 軽度認知障害（MCI），コンバート率，リバート率

Essence

❶ わが国におけるMCIの全国有病率推計値は65歳以上高齢者の13%である.

❷ MCIから認知症へのコンバート率は報告により幅があるが，およそ10%/年と考えられる.

❸ MCIから認知機能正常状態へのリバート率は報告により幅があるが，およそ20%/年と考えられる.

❹ コンバート率，リバート率ともに解析対象集団の臨床背景の有無で結果が異なり，何らかの臨床背景をもつ集団の方が一般対象者集団よりも，コンバート率が高く，リバート率が低い傾向がある.

❺ MCIの亜型における検討によると，健忘型MCI多重領域＞健忘型MCI単一領域＞非健忘型MCI多重領域＞非健忘型MCI単一領域の順で認知症へ進展しやすいと考えられる.

CQ 2-1 MCIの有病率はどのくらいか？

　わが国における軽度認知障害（mild cognitive impairment: MCI）と認知症の有病率に関する疫学研究に関して，平成25年に公表された厚生労働科学研究費補助金認知症対策総合研究事業の報告書によると，65歳以上高齢者におけるMCIの全国有病率推計値は13%で，認知症の全国有病率推計値は15%であった[1]. また，中国地方に在住の65歳以上高齢者900名の解析では，健忘型MCIの有病率は10.9%，非健忘型MCIの有病率は12.6%（全MCIとしては23.4%），認知症の有病率は16.4%であった[2]. また日本各地の8つの地域における65歳以上の住民計1万人以上を対象としたコホート研究(Japan Prospective Studies Collaboration for Aging and Dementia: JPSC-AD) によると，MCIの有病率は17.0%で，認知症の有病率は8.5%であった[3].

海外における状況としては，シンガポールの60歳以上の高齢者における疫学研究によるとMCIの有病率は12.5％という報告がある[4]．また中国の60歳以上の高齢者を対象とした複数の研究報告のプール解析では，MCIの有病率は14.71％[5]，インドの60歳以上の高齢者におけるMCIの有病率は26.06％という報告がある[6]．さらにフィンランドにおける60～76歳の高齢者におけるMCIの有病率は5.3％であった[7]．

CQ 2-2　MCIから認知症へのコンバート率はどのくらいか？

MCIから認知症へのコンバート率に関する海外からの研究によると，医療施設に通院中であるなどの臨床背景をもつ対象者集団における解析と，地域よりリクルートした一般対象者集団における解析の場合で異なる結果が得られている．何らかの臨床背景をもつ集団におけるMCIから認知症へのコンバート率は12％/年であった[8]．また，前向きのMayo Clinic Study of Aging研究では，5.1年の中央観察期間において，MCIの28.7％が認知症に進展した[9]．

既報の41編の研究論文に関するメタ解析によると，調整年間コンバート率についてMCIからアルツハイマー型認知症への進展は，臨床背景をもつ集団では8.1％/年，一般対象者集団においては6.8％/年であり，MCIから血管性認知症への進展は臨床背景をもつ集団では1.9％/年，一般対象者集団においては1.6％/年であった[10]．

米国における様々な人種からなる65歳以上の高齢者2,364人の縦断解析では，当初に認知機能正常の状態からMCIへのコンバート率は5.1％/年であり，当初にMCIの状態からアルツハイマー病へのコンバート率は5.4％/年であった[11]．

CQ 2-3　MCIから認知症への進展（conversion）に影響する要因はあるか？

1966年から2015年の間に発表された60編のコホート研究のメタ解析により，MCIからアルツハイマー病への進展に関与する危険因子について明らかにされている．脳脊髄液マーカーとしてリン酸化タウの増加，タウ/Aβ_{1-42}比の上昇，頭部MRI画像マーカーとして海馬萎縮，内側側頭葉萎縮，嗅内皮質萎縮，大脳白質高信号域の体積，遺伝学的因子としてApoEε4アリルの保有，その他として，うつ状態，糖尿病，高血圧，加齢（高齢），女性であること，mini-mental state examination（MMSE）低得点，Alzheimer's disease assessment scale-cognitive

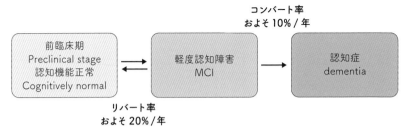

図1 MCI から認知症への進展（conversion）もしくは
認知機能正常状態への回復（reversion）

subscale（ADAS-cog）高得点などが MCI からアルツハイマー病への進展危険因子であることが明らかにされた[12]．

近年，認知症の発症リスクとしての聴覚障害について注目が集まっている[13]．認知機能正常者を対象とした前向き観察研究では，聴覚障害がある群は聴覚障害がない群に比べて MCI への進展スピードが速いことが示されたが，聴覚障害があっても補聴器を使用していた場合は，聴覚障害がない群と MCI への進展スピードに差がないことも示されている[14]．また，聴覚障害を伴った MCI 患者を対象とした別の縦断解析では，補聴器を使用していた MCI 患者は不使用の MCI 患者よりも認知症進展リスクが低いことが示されている[15]．

 MCI から認知機能正常状態へのリバート率はどのくらいか？

1999 年から 2015 年に発表された 25 編の研究論文に関するメタ解析によると，MCI から認知機能正常状態へのリバート率は全体の解析で 18％（年率換算の有無不詳）であり，物忘れ外来受診者であるなどの何らかの臨床背景をもつ集団における解析では 8％で，一般対象者集団における解析では 25％であった[16]．また，前向きの Mayo Clinic Study of Aging 研究では，5.1 年の中央観察期間において，MCI の 37.6％が認知機能正常状態へ回復したが，そのうちの 65％は再度 MCI または認知症へ進行した[9]．この結果は認知症の初期病態において認知機能レベルの変動が生じていることを示している．

また，既報の 25 編の研究論文に関する別のメタ解析によると，MCI から認知機能正常状態へのリバート率は全体の解析で 25％（年率換算なし），臨床背景をもつ集団におけるリバート率は 14％で，一般対象者集団におけるリバート率は 31％で

あった[17]．また，このメタ解析によると，欧米人よりもアジア人を対象とした研究において低いリバート率を示していた．

 ## MCI から認知機能正常状態への回復（reversion）に影響する要因はあるか？

Mayo Clinic Study of Aging 研究によると，MCI から認知機能正常状態へのリバートを阻害する要因として，アルツハイマー病の遺伝的リスク因子である ApoE ε4 アリルの保有，より高い CDR-sum of boxes 値（clinical dementia rating scale: 臨床認知症評価尺度における 6 つのドメインの総得点），健忘型 MCI であること，多重領域（multiple domain）障害 MCI であることが示された[9]．また，別の研究報告によると，リバートを促進する要因として，より複雑な精神活動，開放性の性格（知的好奇心と関係），良好な視力，良好な嗅覚，左側の海馬や扁桃体の体積保持（MRI での評価），研究開始時とフォローアップ時の拡張期血圧の低下度が大きい場合などがあり，リバートを阻害する要因として，多重領域障害 MCI であること，中等度障害以上を示す認知ドメインを有する場合，情報提供者による記憶障害の訴え，関節炎の存在などが示されている[18]．

 ## MCI の亜型により，認知症へのコンバート率に違いはあるか？

MCI の亜型により，認知症へのコンバートのしやすさに違いがあることが判明している．健忘型 MCI 多重領域，健忘型 MCI 単一領域，非健忘型 MCI 多重領域，非健忘型 MCI 単一領域に分けて検討した場合に，認知症へのコンバートに関して，健忘型 MCI 多重領域＞健忘型 MCI 単一領域＞非健忘型 MCI 多重領域＞非健忘型 MCI 単一領域の順で進展しやすいといったデータがある[19]．

また，French National Alzheimer Database を用いた後ろ向きコホート研究によると，MCI からアルツハイマー型認知症へのコンバート率は 13.7%/年であり，MCI 亜型別では健忘型 MCI では 18.2%/年と，非健忘型 MCI における 9.5%/年よりもコンバートは高率であった[20]．

わが国における検討では，認知症のない 65 歳以上高齢者計 4,153 名の前向きコホート研究があり，4 年間のフォローアップの結果，健忘型 MCI 単一領域，非健忘型 MCI 単一領域，健忘型 MCI 多重領域，非健忘型 MCI 多重領域のそれぞれから認知機能正常状態へのリバートは 38.7%，57.0%，25.7%，20.9%であり，多重

領域（multiple domain）障害よりも単一領域（single domain）障害を示した MCI のリバート率が高かった．また，健忘型 MCI 単一領域，非健忘型 MCI 単一領域，健忘型 MCI 多重領域，非健忘型 MCI 多重領域のそれぞれからアルツハイマー病へのコンバートは 4.5％，13.1％，20.6％，21.6％であった．以上より，特に多重領域（multiple domain）における認知機能障害を呈する MCI において認知症への進展が認められやすいことが考えられる[21]．

文献

1) 朝田 隆. 都市部における認知症有病率と認知症の生活機能障害への対応. 厚生労働科学研究費補助金認知症対策総合研究事業 平成 23 年度～平成 24 年度 総合研究報告書. 2013.
2) Wada-Isoe K, Uemura Y, Nakashita S, et al. Prevalence of dementia and mild cognitive impairment in the Rural Island Town of Ama-cho, Japan. Dement Geriatr Cogn Dis Extra. 2012; 2: 190-9.
3) Ninomiya T, Nakaji S, Maeda T, et al. Study design and baseline characteristics of a population-based prospective cohort study of dementia in Japan: the Japan Prospective Studies Collaboration for Aging and Dementia (JPSC-AD). Environ Health Prev Med. 2020; 25: 64.
4) Liu LY, Lu Y, Shen L, et al. Prevalence, risk and protective factors for mild cognitive impairment in a population-based study of Singaporean elderly. J Psychiatr Res. 2021; 145: 111-7.
5) Xue J, Li J, Liang J, et al. The prevalence of mild cognitive impairment in China: A systematic review. Aging Dis. 2018; 9: 706-15.
6) Mohan D, Iype T, Varghese S, et al. A cross-sectional study to assess prevalence and factors associated with mild cognitive impairment among older adults in an urban area of Kerala, South India. BMJ Open. 2019; 9: e025473.
7) Hanninen T, Hallikainen M, Tuomainen S, et al. Prevalence of mild cognitive impairment: a population-based study in elderly subjects. Acta Neurologica Scand. 2002; 106: 148-54.
8) Petersen RC, Smith GE, Waring SC, et al. Mild cognitive impairment: Clinical characterization and outcome. Archi Neurol. 1999; 56: 303-8.
9) Roberts RO, Knopman DS, Mielke MM, et al. Higher risk of progression to dementia in mild cognitive impairment cases who revert to normal. Neurology. 2014; 82: 317-25.
10) Mitchell AJ, Shiri-Feshki M. Rate of progression of mild cognitive impairment to dementia--meta-analysis of 41 robust inception cohort studies. Acta Psychiatr Scand. 2009; 119: 252-65.
11) Manly JJ, Tang MX, Schupf N, et al. Frequency and course of mild cognitive impairment in a multiethnic community. Annals Neurol. 2008; 63: 494-506.
12) Li JQ, Tan L, Wang HF, et al. Risk factors for predicting progression from mild cognitive impairment to Alzheimer's disease: a systematic review and meta-analysis of cohort studies. J Neurol Neurosurg Psychiatr. 2016; 87: 476-84.
13) Livingston G, Huntley J, Sommerlad A, et al. Dementia prevention, intervention, and care: 2020 report of the Lancet Commission. Lancet. 2020; 396: 413-46.
14) Bucholc M, Bauermeister S, Kaur D, et al. The impact of hearing impairment and hearing aid use on progression to mild cognitive impairment in cognitively healthy adults: An observa-

JCOPY 498-22952

tional cohort study. Alzheimers Dement (N Y). 2022; 8: e12248.

15) Bucholc M, McClean PL, Bauermeister S, et al. Association of the use of hearing aids with the conversion from mild cognitive impairment to dementia and progression of dementia: A longitudinal retrospective study. Alzheimers Dement (N Y). 2021; 7: e12122.

16) Canevelli M, Grande G, Lacorte E, et al. Spontaneous reversion of mild cognitive impairment to normal cognition: A systematic review of literature and meta-analysis. J Am Med Dir Assoc. 2016; 17: 943-8.

17) Malek-Ahmadi M. Reversion From Mild Cognitive Impairment to Normal Cognition: A Meta-Analysis. Alzheimer Dis Assoc Disord. 2016; 30: 324-30.

18) Sachdev PS, Lipnicki DM, Crawford J, et al. Factors predicting reversion from mild cognitive impairment to normal cognitive functioning: a population-based study. PloS One. 2013; 8: e59649.

19) Aerts L, Heffernan M, Kochan NA, et al. Effects of MCI subtype and reversion on progression to dementia in a community sample. Neurology. 2017; 88: 2225-32.

20) Tifratene K, Robert P, Metelkina A, et al. Progression of mild cognitive impairment to dementia due to AD in clinical settings. Neurology. 2015; 85: 331-8.

21) Shimada H, Makizako H, Doi T, et al. Conversion and Reversion Rates in Japanese Older People With Mild Cognitive Impairment. J Am Med Dir Assoc. 2017; 18: e801-808 e806.

〈池田佳生〉

第3章

軽度認知障害（MCI）の原因
―生活習慣病の関与―

KEY WORDS 軽度認知障害，認知症，生活習慣病，予防

Essence

❶ 生活習慣病が関与する認知症リスクには，高血圧，糖尿病，肥満，うつ，難聴などがある．

❷ 薬物による認知症の予防法はまだ確立されておらず，MCI 段階での生活習慣病の積極的な診断と介入が望ましい．

❸ ガイドラインにまだ収載されていない新規の MCI リスクとして，心房細動や腸内細菌叢などがあり，いろいろな新知見が見い出されている．

❹ 日本食パターン，定期的な運動習慣，禁煙，節酒などは，生活習慣病の予防になり，認知症の発症リスク軽減にも寄与する．

CQ 3-1 MCI の原因は何か？

認知症を発症する前の段階には，認知機能正常期と軽度認知障害（mild cognitive impairment: MCI）期がある．

何らかの認知症リスクが蓄積して，認知機能正常から MCI に移行し，認知症へと増悪していく．その律速は認知症のリスク因子の保有数や影響力によるだろう．すなわち，認知症の発症リスクを多く保有する，または影響力の強い認知症リスクを保有していれば，認知症を発症する危険度（リスク）が増加する，と考えられる．避けられない影響力としては加齢と遺伝的因子がある．例えば，ApoEε4 遺伝子はアミロイド β の脳内蓄積に関与するアルツハイマー病のリスクである[1]．その他にも，家族性アルツハイマー病をきたすプレセニリンなどの遺伝子異常もある[2,3]．そして，アルツハイマー病の発症機序にアミロイド仮説がある．脳内にアミロイド β が蓄積していくとアルツハイマー型認知症の発症リスクが高まる **図1** [4]．このアミロイド仮説では，脳内アミロイド β 陽性やタウ陽性であれば，認知症の高リスク

JCOPY 498-22952

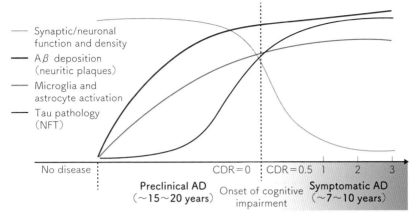

図1 アルツハイマー病の経過図とアミロイド仮説（Long JM, et al. Cell. 2019; 179: 312-39[4]）

状態と判定される．これらの神経病理的背景に基づいた抗アミロイド抗体薬や抗タウ抗体薬を用いた治験がこれまでに複数実施されてきたが，充分なエビデンスはまだ確立されていない．最近では，高血圧や糖尿病などの生活習慣病もアミロイドβの蓄積に関与するというデータもある．加齢や遺伝的因子以外の要因として高血圧など生活習慣病の影響も大きく，社会的孤立など身体疾患以外の要素も認知症のリスクになる．

　加齢や遺伝的因子，神経病理的背景，生活習慣病，身体疾患以外の精神的因子や社会的因子など複合的なリスク因子の蓄積によって MCI をきたし，ひいては認知症の発症に至ると考えられる．

　アルツハイマー病は認知機能正常期（プレクリニカル）と認知機能障害期に区分される（黒色点線）．アミロイドβの脳内蓄積（赤色実線）が早期から始まり老人斑が形成される．ついでミクログリアの活性化や脳内炎症（灰色実線）をきたし，タウ蛋白がリン酸化されて神経原線維変化を生じる（黒色実線）．老人斑や神経原線維変化は神経細胞死につながる．認知機能（桃色実線）はこれらの神経病理変化の時間経過に伴い低下する．

CQ3-2　MCI に関与する生活習慣病は何か？

認知症疾患診療ガイドライン 2017[5]によれば，認知症の危険因子として加齢，遺伝的因子，喫煙，血管性危険因子（高血圧，糖尿病，脂質異常症），認知症の関連疾

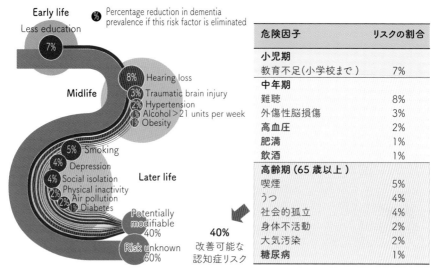

図2 修正可能な認知症の危険因子（Livingston G, et al. Lancet. 2020; 396: 413-46）
修正可能な認知症の危険因子を概算すると約40％に相当する.

危険因子	リスクの割合
小児期	
教育不足（小学校まで）	7%
中年期	
難聴	8%
外傷性脳損傷	3%
高血圧	2%
肥満	1%
飲酒	1%
高齢期（65歳以上）	
喫煙	5%
うつ	4%
社会的孤立	4%
身体不活動	2%
大気汚染	2%
糖尿病	1%

患（メタボリック症候群，睡眠時無呼吸症候群，うつ病）などがある．防御因子には，適度な運動，食事因子，余暇活動，社会的参加，精神活動，認知訓練などが挙げられている．また，2020年に公表されたWHOの調査研究[6]では，修正可能な認知症のリスクとして，中年期の難聴，外傷性脳損傷，高血圧，肥満，飲酒や，高齢期の喫煙，うつ，社会的孤立，身体不活動，大気汚染，糖尿病などがある**図2**．加齢や遺伝的要因には介入が難しいが，上記のような生活習慣病や生活スタイルであれば，何らかの治療介入によって認知症リスクを軽減できると思われる．MCIは認知症の前段階であり，高血圧，糖尿病，肥満（メタボリック症候群），うつ，難聴などはMCIに関与する生活習慣病である．

CQ 3-3 MCIに高血圧はどのように関与するか？

中年期の高血圧は将来の認知症リスクとなる[7]．しかし，集中的な血圧管理で認知機能低下のリスクを軽減することができる**図3**[8]．また，観察研究のメタ解析の結果から，降圧薬は認知症発症に予防的作用をもつことも判明している[9,10]．

高血圧は脳小血管病（ラクナ梗塞や大脳白質病変などの脳MRI画像異常**図4**）のリスクであり[11]，病理学的には高血圧によって老人斑や神経原線維変化の頻度も

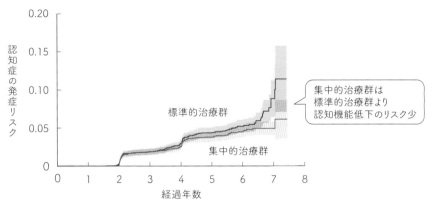

図3 SPRINT MIND の研究結果（Williamson JD, et al. JAMA. 2019; 321: 553–61[8]）
収縮期血圧介入試験（SPRINT）のサブスタディである認知症の発症リスクに対する集中的な
血圧管理の効果を検討した SPRINT-MIND 研究では，血圧と認知機能低下，認知症発症のリ
スクとの間に量反応関係がある可能性が示された．

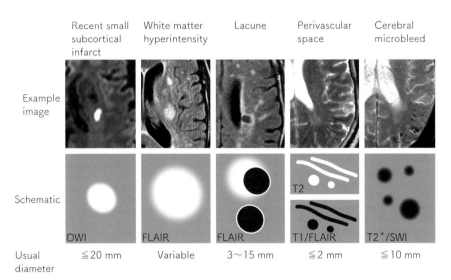

図4 脳小血管病の MRI 画像（Wardlaw JM, et al. Lancet Neurol. 2013; 12: 822–38[11]）
左から急性期皮質下梗塞，大脳白質病変，ラクナ梗塞，血管周囲腔の拡大，脳微小出血．これ
らは脳卒中や認知症の危険因子である（上段は実際の MRI 画像，下段は模式図）．

増える[12]．大脳白質病変は脳組織の慢性低灌流を示し，認知機能や精神・行動異常にも関与する．また，高血圧はアミロイドβの脳内蓄積にも関与し[13]，脳小血管病を背景とした血管性認知症，アルツハイマー型認知症のリスクでもある．

🔵 CQ 3-4　MCI に糖尿病はどのように関与するか？

　高齢期の糖尿病は認知症リスクの上昇と関連する[14,15]．不良な血糖管理は認知機能障害と関連し[16]，腎症や網膜症，聴覚障害，心血管疾患などの糖尿病合併症も認知症のリスクを上昇させる[17]．認知機能正常の2型糖尿病患者を対象としたシステマティックレビューについては，糖尿病薬物治療の有無や食事療法と生活習慣への介入治療の有無での報告がある[18]．

　糖尿病が認知機能障害に関与する機序として，インスリン抵抗性による代謝要因と，微小血管障害による血管要因の2つが推測されている[19]．特に，インスリン抵抗性はアミロイドβ蓄積に関連する[20]．高血糖状態で終末糖化産物が生じ，アミロイドβ蓄積につながるため，糖尿病はアルツハイマー型認知症のリスクともいえる．

🔵 CQ 3-5　MCI に肥満（メタボリック症候群）はどのように関与するか？

　耐糖能やインスリン感受性，血圧，酸化ストレス，炎症反応などの代謝因子が，認知症のリスクに関連する[21]．システマティックレビューでは，中年期の肥満者が認知機能に影響する（相対リスク 1.33，95％信頼区間: 1.08-1.63）と報告がある[22]．過体重と肥満に関する WHO ガイドライン（2012）では，バランスのとれた食事を摂取して体重を減らすように助言されている．炭水化物の供給源として低グリセミック指数（食品による血糖値の上がり方の目安）の食品である豆類やオート麦，無糖の果物などの摂取を優先すること，身体能力に適した定期的な身体活動を毎日実践することが推奨されている．

🔵 CQ 3-6　MCI にうつはどのように関与するか？

　うつ状態であると認知症リスクが増加する[23]．うつは，認知症の前状態といわれることもある．例えば，レビー小体型認知症では，発症前の初期徴候にうつ傾向がある．しかし，認知症予防目的で抗うつ薬を使用するエビデンスは不十分である．通常のケアまたはプラセボ投薬と比較した抗うつ薬の薬物介入についてのシステマティックレビューがあるが[24]，データの質の点から結論を出すには充分なエビデン

スとはいえないだろうと WHO ガイドラインではまとめられている.

CQ 3-7 MCI に難聴はどのように関与するか？

難聴は，加齢とともによく起こる障害である．聴力の低下は，個人のコミュニケーション能力に影響を与えるため，欲求不満，孤立感，孤独感に至る[25]．難聴は認知症のリスクであり[26]，ランセット委員会が発表したメタ分析では，難聴があると認知症のリスクが約2倍になることが示された（相対リスク 1.94，95％信頼区間: 1.38-2.73）．また，前向きコホート研究のメタ解析ではアルツハイマー病とMCIの相対リスクを約3倍増加すると報告された（相対リスク 2.82，95％信頼区間: 1.47-5.42）[27]．しかし，認知症予防目的で補聴器を使用するにはエビデンスが十分ではなく議論の余地がある．MCI の成人に関するエビデンスは十分得られていないが，難聴を発見し治療するためのスクリーニングと難聴高齢者への補聴器の提供は推奨される．高齢者での補聴器使用は生活の質の結果の改善と関連する，とWHO ガイドラインではまとめられている.

CQ 3-8 その他に MCI に関与する生活習慣病はあるか？

認知症疾患診療ガイドライン 2017 や WHO ガイドラインの「修正可能な認知症リスク」にあげられていない，最近注目されている新規の認知症リスクとして心房細動と腸内細菌があげられる．心房細動と認知機能との関連については，この数年でエビデンスが多く報告されている．腸内細菌についても研究の進展が著しく，新しい認知症/MCI のリスクと考えられている．その他にも，嗅覚低下と認知機能が関連する知見[28]を背景に，アロマテラピーを用いた認知症予防の取り組み[29]もある．

心房細動は加齢や飲酒がリスクとなる生活習慣病の1つである．そして，心房細動は認知症の有意なリスク因子である[30]．抗凝固療法群は無治療群よりも認知症の発症リスクが低く[31]，抗凝固療法のうちワルファリンよりも直接経口抗凝固薬（direct oral anticoagulants: DOACs）を服用するほうが認知症の発症リスクが低い[31,32]．アブレーションは心房細動の治療になるため，認知症リスクを軽減できる[33]．また，心房細動があっても，①喫煙せず，②飲酒を控え，③定期的な運動習慣のある，健康的な生活習慣群は，認知症のリスクが低い[34]．280万人を対象にしたシステマティックレビュー[35]では，心房細動があれば認知症発症のオッズ比 1.4，脳卒中発症後における認知症リスクのオッズ比 2.7 であり，脳小血管病のリスクも有意に増加していた（大脳白質病変や脳微小出血のオッズ比 1.4，無症候性ラクナ

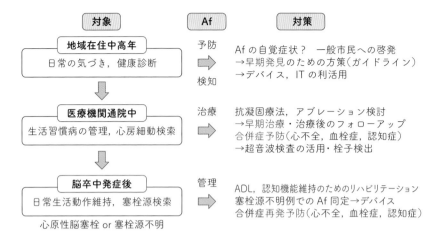

図5 認知症予防のための心房細動マネージメント
心房細動（Af）を早期に検知，適切な抗凝固療法の導入とカテーテルアブレーションなど
の治療を検討し，血栓症や合併症の予防など包括的な管理が望ましい．

梗塞のオッズ比 2.1）．その他，システマティックレビューでも心房細動は認知症の
リスクと判明しており，心房細動治療ガイドラインもふまえて以下の方針が推奨さ
れる **図5**．

①患者の病態に応じて血栓症予防のために抗凝固薬を服用する

②腎機能など問題なければワルファリンよりも DOACs を服用する．

③適応があればアブレーション治療を受ける．

④禁煙・節酒・定期的な運動習慣などの健康的な生活習慣を維持する．

　腸内細菌については，細菌叢の変化それ自体は「病気」ではないが，認知症に関
連する１つの要素として，最近研究が進んでいる．まだ新しい研究分野であるが，
生菌製剤などを用いたランダム化比較試験[36]も実施されており，認知症予防に寄与
するデータが得られつつある．

　もの忘れ外来患者を対象にした臨床研究では，腸内細菌は MCI[37]や認知症[38]と
有意に関連しており，その機序に腸内細菌の代謝産物[39]が関与している可能性があ
る．血液バイオマーカーについては，ニューロフィラメント軽鎖（疾患非特異的な
神経細胞障害の指標）[40]やリポポリサッカライド（グラム陰性菌の構成成分，炎症
性サイトカイン放出を促進する）[41]などが解析されており，「腸」と「脳」をつなぐ
機序の解明が目指されている．また，日本食パターンの食事習慣は認知症と逆の関
連があり **図6**[42]，魚介類や野菜類，豆類を多く摂取して牛肉や豚肉を少なく摂取

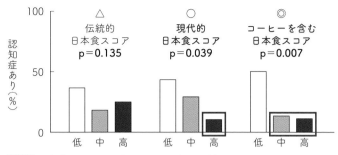

図6 日本食スコアと認知症の有病率の比較（Saji N, et al. Nutrition. 2022; 94: 111524[42]）を一部改変）

日本食パターンを以下の3種類の日本食スコアで表示し，認知症の有病率と比較した．コーヒーの摂取が多い現代的日本食スコアが高いと，認知症の割合が低かった．

①伝統的日本食スコア（米飯，味噌，魚介類，緑黄色野菜，海藻類，漬物，緑茶を多く摂取，牛肉，豚肉とコーヒーは少なく摂取，の場合に加算してスコア算出）

②現代的日本食スコア（伝統的日本食スコアの項目に大豆類，果物，キノコ類を追加して加算してスコア算出）

③コーヒーを含む日本食スコア（現代的日本食スコアの項目のうち，コーヒー摂取が多い場合にスコア加点として算出）

する日本食パターンの食事習慣は，認知症予防に寄与しうる．日本食パターンは将来の認知症リスク軽減にも寄与することが先行研究から判明している[43]．腸内細菌や食事習慣は「生活習慣」に関与する重要な因子である．

文献

1) Morris JC, Roe CM, Xiong C, et al. APOE predicts amyloid-beta but not tau Alzheimer pathology in cognitively normal aging. Ann Neurol. 2010; 67: 122-31.

2) Rogaev EI, Sherrington R, Rogaeva EA, et al. Familial Alzheimer's disease in kindreds with missense mutations in a gene on chromosome 1 related to the Alzheimer's disease type 3 gene. Nature. 1995; 376: 775-8.

3) Sherrington R, Rogaev EI, Liang Y, et al. Cloning of a gene bearing missense mutations in early-onset familial Alzheimer's disease. Nature. 1995; 375: 754-60.

4) Long JM, Holtzman DM. Alzheimer disease: An update on pathobiology and treatment strategies. Cell. 2019; 179: 312-39.

5) 認知症疾患診療ガイドライン2017．日本神経学会，監修．東京：医学書院；2017．

6) Livingston G, Sommerlad A, Orgeta V, et al. Dementia prevention, intervention, and care. Lancet. 2017; 390: 2673-734.

7) Kivipelto M, Helkala EL, Laakso MP, et al. Midlife vascular risk factors and Alzheimer's disease in later life: longitudinal, population based study. BMJ. 2001; 322: 1447-51.

8) Williamson JD, Pajewski NM, Auchus AP, et al. SPRINT MIND Investigators for the SPRINT

Research Group. Effect of intensive vs standard blood pressure control on probable dementia: A randomized clinical trial. JAMA. 2019; 321: 553-61.
9) Parsons C, Murad MH, Andersen S, et al. The effect of antihypertensive treatment on the incidence of stroke and cognitive decline in the elderly: a meta-analysis. Future Cardiol. 2016; 12: 237-48.
10) Weiss J, Kerfoot A, Freeman M, et al. Benefits and harms of treating blood pressure in older adults: A systematic review and meta-analysis. VA evidence-based synthesis program reports. Washington（DC）: Department of Veterans Affairs（US）; 2016.
11) Wardlaw JM, Smith EE, Biessels GJ, et al. Neuroimaging standards for research into small vessel disease and its contribution to ageing and neurodegeneration. Lancet Neurol. 2013; 12: 822-38.
12) Sparks DL, Scheff SW, Liu H, et al. Increased incidence of neurofibrillary tangles（NFT）in non-demented individuals with hypertension. J Neurological Sci. 1995; 131: 162-9.
13) Tayler HM, Palmer JC, Thomas TL, et al. Cerebral Abeta40 and systemic hypertension. J Cereb Blood Flow Metab. 2018; 38: 1993-2005.
14) Luchsinger JA. Diabetes, related conditions, and dementia. J Neurol Sci. 2010; 299: 35-8.
15) Profenno LA, Porsteinsson AP, Faraone SV. Meta-analysis of Alzheimer's disease risk with obesity, diabetes, and related disorders. Biol Psychiatry. 2010; 67: 505-12.
16) Yaffe K, Falvey C, Hamilton N, et al. Diabetes, glucose control, and 9-year cognitive decline among older adults without dementia. Arch Neurol. 2012; 69: 1170-5.
17) Bruce DG, Davis WA, Starkstein SE, et al. Mid-life predictors of cognitive impairment and dementia in type 2 diabetes mellitus: the Fremantle Diabetes Study. J Alzheimers Dis. 2014; 42 Suppl 3: S63-70.
18) Areosa Sastre A, Vernooij RW, Gonzalez-Colaco Harmand M, et al. Effect of the treatment of Type 2 diabetes mellitus on the development of cognitive impairment and dementia. Cochrane Database Syst Rev. 2017; 6: CD003804.
19) Biessels GJ, Staekenborg S, Brunner E, et al. Risk of dementia in diabetes mellitus: a systematic review. Lancet Neurol. 2006; 5: 64-74.
20) Matsuzaki T, Sasaki K, Tanizaki Y, et al. Insulin resistance is associated with the pathology of Alzheimer disease The Hisayama Study. Neurology. 2010; 75: 764-70.
21) Bennett S, Grant MM, Aldred S. Oxidative stress in vascular dementia and Alzheimer's disease: a common pathology. J Alzheimers Dis. 2009; 17: 245-57.
22) Albanese E, Launer LJ, Egger M, et al. Body mass index in midlife and dementia: Systematic review and meta-regression analysis of 589,649 men and women followed in longitudinal studies. Alzheimers Dement（Amst）. 2017; 8: 165-78.
23) da Silva J, Goncalves-Pereira M, Xavier M, et al. Affective disorders and risk of developing dementia: systematic review. Br J Psychiatry. 2013; 202: 177-86.
24) Baune BT, Brignone M, Larsen KG. A network meta-analysis comparing effects of various antidepressant classes on the digit symbol substitution test（DSST）as a measure of cognitive dysfunction in patients with major depressive disorder. Int J Neuropsychopharmacol. 2018; 21: 97-107.
25) Ciorba A, Bianchini C, Pelucchi S, et al. The impact of hearing loss on the quality of life of elderly adults. Clin Interv Aging. 2012; 7: 159-63.
26) Lin FR, Yaffe K, Xia J, et al. Hearing loss and cognitive decline in older adults. JAMA Intern

Med. 2013; 173: 293-9.

27) Zheng Y, Fan S, Liao W, et al. Hearing impairment and risk of Alzheimer's disease: a meta-analysis of prospective cohort studies. Neurol Sci. 2017; 38: 233-9.

28) Roberts RO, Christianson TJ, Kremers WK, et al. Association between olfactory dysfunction and amnestic mild cognitive impairment and alzheimer disease dementia. JAMA Neurol. 2016; 73: 93-101.

29) Urakami K. Dementia prevention and aromatherapy in Japan. Yonago Acta Medica. 2022; 65: 184-90.

30) Poggesi A, Inzitari D, Pantoni L. Atrial fibrillation and cognition: Epidemiological data and possible mechanisms. Stroke. 2015; 46: 3316-21.

31) Friberg L, Rosenqvist M. Less dementia with oral anticoagulation in atrial fibrillation. Eur Heart J. 2018; 39: 453-60.

32) Otto CM. Heartbeat: lower risk of dementia with a direct oral anticoagulatant, compared to a vitamin K antagonist, for patients with atrial fibrillation. Heart. 2021; 107: 1847-9.

33) Jin MN, Kim TH, Kang KW, et al. Atrial fibrillation catheter ablation improves 1-year follow-up cognitive function, especially in patients with impaired cognitive function. Circ Arrhythm Electrophysiol. 2019; 12: e007197.

34) Park SH, Lee SR, Choi EK, et al. Low risk of dementia in patients with newly diagnosed atrial fibrillation and a clustering of healthy lifestyle behaviors: A nationwide population-based cohort study. J Am Heart Assoc. 2022; 11: e023739.

35) Koh YH, Lew LZW, Franke KB, et al. Predictive role of atrial fibrillation in cognitive decline: a systematic review and meta-analysis of 2.8 million individuals. Europace. 2022; 24: 1229-39.

36) Xiao J, Katsumata N, Bernier F, et al. Probiotic bifidobacterium breve in improving cognitive functions of older adults with suspected mild cognitive impairment: A randomized, double-blind, placebo-controlled trial. J Alzheimers Dis. 2020; 77: 139-47.

37) Saji N, Murotani K, Hisada T, et al. The relationship between the gut microbiome and mild cognitive impairment in patients without dementia: a cross-sectional study conducted in Japan. Sci Rep. 2019; 9: 19227.

38) Saji N, Niida S, Murotani K, et al. Analysis of the relationship between the gut microbiome and dementia: a cross-sectional study conducted in Japan. Sci Rep. 2019; 9: 1008.

39) Saji N, Murotani K, Hisada T, et al. Relationship between dementia and gut microbiome-associated metabolites: a cross-sectional study in Japan. Sci Rep. 2020; 10: 8088.

40) Saji N, Murotani K, Sato N, et al. Relationship between plasma neurofilament light chain, gut microbiota, and dementia: A cross-sectional study. J Alzheimers Dis. 2022; 86: 1323-35.

41) Saji N, Saito Y, Yamashita T, et al. Relationship between plasma lipopolysaccharides, gut microbiota, and dementia: A cross-sectional study. J Alzheimers Dis. 2022; 86: 1947-57.

42) Saji N, Tsuduki T, Murotani K, et al. Relationship between the Japanese-style diet, gut microbiota, and dementia: A cross-sectional study. Nutrition. 2022; 94: 111524.

43) Tomata Y, Sugiyama K, Kaiho Y, et al. Dietary patterns and incident dementia in elderly Japanese: The Ohsaki cohort 2006 study. J Gerontol A Biol Sci Med Sci. 2016; 71: 1322-8.

〈佐治直樹〉

第4章 軽度認知障害（MCI）の検査とバイオマーカー

KEY WORDS computed tomography（CT），magnetic resonance imaging（MRI），single photon emission computed tomography（SPECT），positron emission tomography（PET），脳脊髄液検査，血液検査，アルツハイマー型認知症，血管性認知症．レビー小体型認知症，前頭側頭型認知症

Essence

❶ 血液検査，脳形態画像検査（CT，MRI），脳脊髄液検査，脳波検査などにより内科的および脳神経外科的疾患による認知機能障害を鑑別する必要がある．

❷ 脳形態画像検査や脳血流 SPECT による疾患特異的な脳萎縮および脳血流低下パターン解析は，アルツハイマー病，レビー小体型認知症，前頭側頭型認知症などの神経変性疾患の補助診断法として有用である．

❸ 2018 年の NIA-AA 研究用診断基準では，アルツハイマー病の病理変化を反映するバイオマーカーである A(アミロイド β の凝集)，T(タウの凝集)，N（神経変性/神経損傷）に基づいたアルツハイマー病分類システム（ATN 分類）が提唱され，A＋T＋(N)＋では認知機能低下の進行が速いことが予測されている．

❹ アミロイド PET によるアルツハイマー型認知症に進行する MCI の診断予測の感度は 94.7%と高いが，特異度は 57.2%と低い．FDG-PET によるアルツハイマー型認知症に進行する MCI の診断予測は，感度 78.7%，特異度 74.0%である．

❺ アルツハイマー病の病理学的変化を反映する脳脊髄液バイオマーカーとしては，Aβ1-42，リン酸化タウ，総タウがある．アルツハイマー病では，Aβ1-42 が低下し，リン酸化タウと総タウが増加する．

❻ アルツハイマー病の血液バイオマーカー候補として Aβ に関連する Aβ1-42，Aβ1-42/Aβ1-40，APP669-711/Aβ1-42 およびリン酸化タウ蛋白（P-tau181，P-tau217，P-tau231）が報告されている．

JCOPY 498-22952

CQ 4-1　MCI の診断において必要な検査にはどのようなものがあるか？

　認知症だけでなく，MCI においても内科的および脳神経外科的疾患による認知機能障害を鑑別する必要がある 表1．内科的疾患には，甲状腺機能異常，高血糖・低血糖，ウェルニッケ脳症 図1，肝性脳症 図2 などの代謝性疾患や神経梅毒 図3，髄膜炎・脳炎 図3 などの神経感染症があり，脳神経外科的疾患には正常圧

表1 認知症や認知症様症状をきたす主要疾患

神経変性疾患	アルツハイマー型認知症，レビー小体型認知症，前頭側頭型認知症
脳血管障害	血管性認知症
脳外科疾患	慢性硬膜下血腫，外傷性脳損傷，正常圧水頭症，原発性・転移性脳腫瘍，脳膿瘍
代謝性疾患	甲状腺機能低下・亢進症，ビタミン欠乏（B_1, B_6, B_{12}），葉酸欠乏，副甲状腺機能低下・亢進症，高カルシウム血症，副腎機能異常，高血糖・低血糖，肝疾患，腎疾患
中毒	慢性アルコール中毒（Wernicke-Korsakoff 症候群）
神経感染症・炎症性疾患	髄膜炎，脳炎，神経梅毒，HIV 感染症，プリオン病，脳血管炎，全身性エリテマトーデス
その他	うつ病，てんかん，睡眠時無呼吸症候群

（Tripathi M, et al. Indian J Psychiatry. 2009: 51: S52-5[1] より改変）

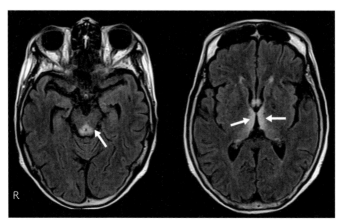

図1 頭部 MRI（ウェルニッケ脳症）
視床内側，第三脳室周囲，中脳水道周囲，乳頭体に病変を認める．

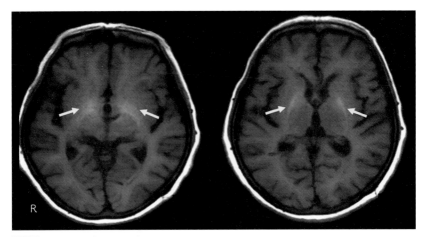

図2 頭部 MRI（肝性脳症）
T1 強調画像で両側の淡蒼球に高信号を認める．

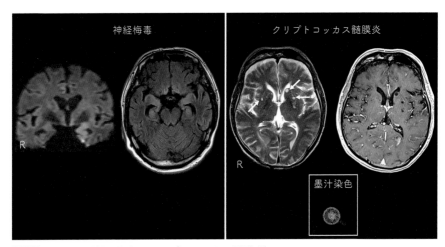

神経梅毒　　　　　　　　　クリプトコッカス髄膜炎

墨汁染色

図3 頭部 MRI（神経梅毒，クリプトコッカス髄膜炎）
神経梅毒では，海馬に高信号域を認める．クリプトコッカス髄膜炎では，両側基底核領域には
嚢胞様の多発病変を認める．脳脊髄液の墨汁染色で厚い莢膜を有する球形の菌体を認める．

水頭症 **図4**，硬膜下血腫 **図5**，脳腫瘍などがある[1,2]．また，てんかんも健忘を
生じることがある[3]．これらの疾患のなかには治療可能な認知症（treatable
dementia）が含まれるため早期診断と適切な処置が求められる．鑑別には，甲状
腺ホルモン，血糖，ビタミン B_1・B_{12}，葉酸，梅毒抗体（RPR，梅毒トレポネーマ

JCOPY 498-22952

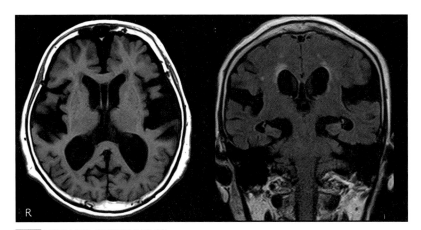

図4 頭部 MRI（正常圧水頭症）
脳室とシルビウス裂の拡大，高位円蓋部脳溝の狭小化を認める．

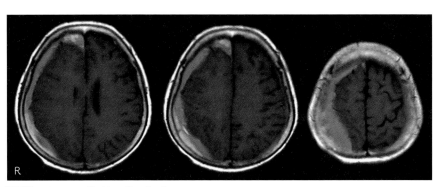

図5 頭部 MRI（慢性硬膜下血腫）
硬膜下に三日月状の血腫を認める．

抗体）などの血液検査，脳形態画像検査（CT，MRI），脳脊髄液検査，脳波検査を行う必要がある．

CQ 4-2 MCI の鑑別診断に有用な画像検査にはどのようなものがあるか？

MCI においても脳形態画像検査，脳機能画像検査（脳血流 SPECT），ドパミントランスポーターシンチグラフィ，メタヨードベンジルグラニジン（MIBG）心筋シンチグラフィなどは補助診断法として有用である．

▶ CT・MRI

　アルツハイマー病では，病初期には海馬や海馬傍回を含む側頭葉内側面に萎縮を認め **図6**，進行すると脳全体が萎縮する[4]．24 研究のメタ解析では，海馬と嗅内皮質の萎縮は，MCI からアルツハイマー型認知症への進行予測に有用であることが報告されている[5]．また，継時的な MRI 検査は，進行しない健常者，進行した健常者，進行しない MCI，進行した MCI，アルツハイマー型認知症の順に年間の海馬萎縮率が高くなることも報告されている[6]．一方で，33 研究の 3,935 例の MCI を対象とした Cochrane レビューでは，海馬，内側側頭葉，嗅内皮質などの容積を用いたアルツハイマー病による MCI の診断精度は低いため，構造的 MRI は推奨されないとしている[7]．レビー小体型認知症では内側側頭葉が比較的保たれる[8] **図6**．また，島皮質の菲薄化は，レビー小体型認知症による MCI の診断に有用であることが報告されている[9]．血管性 MCI では，多発梗塞性認知症や戦略的部位の単発梗塞よりも多発性ラクナ梗塞や白質病変などの脳小血管病変 **図7** が多い[10]．多発性ラクナ梗塞は，穿通枝領域に T1 強調画像で低信号，T2 強調画像で高信号を呈する 15 mm 未満の小梗塞が，基底核，大脳白質，視床，橋などに多発し，白質

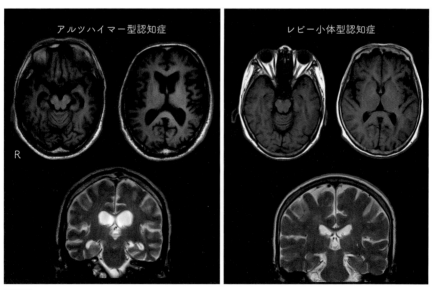

図6 頭部 MRI（アルツハイマー型認知症，レビー小体型認知症）
アルツハイマー型認知症では，内側側頭葉，特に海馬の萎縮を認める．レビー小体型認知症では内側側頭葉が比較的保たれている．

JCOPY 498-22952

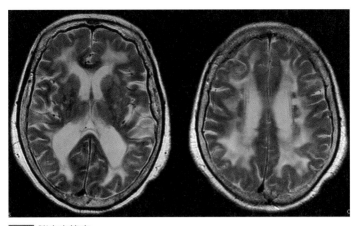

図7 脳小血管病
基底核の多発性ラクナ梗塞と大脳白質病変を認める.

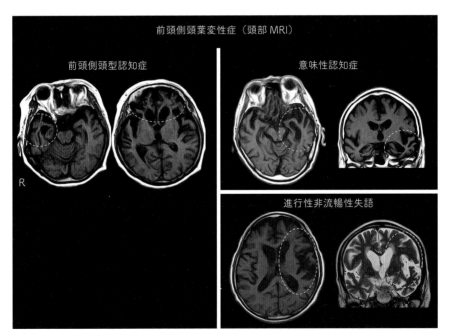

前頭側頭葉変性症（頭部 MRI）

前頭側頭型認知症

意味性認知症

進行性非流暢性失語

R

図8 頭部 MRI（前頭側頭型認知症，意味性認知症，進行性非流暢性失語）
前頭側頭型認知症では，前頭葉と側頭葉に左右差のある限局的な萎縮を認める. 意味性認知症では，前部かつ下側頭回優位の左側頭葉の萎縮を認める. 進行性非流暢性失語では，左前頭葉後部から島皮質の萎縮を認める.

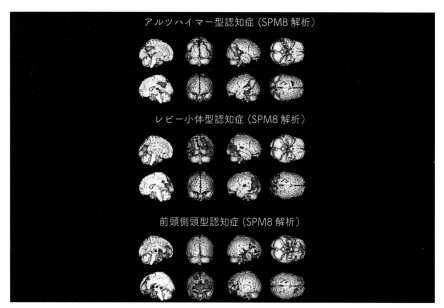

図9 脳血流 SPECT（アルツハイマー型認知症，レビー小体型認知症，前頭側頭型認知症）
アルツハイマー病では，帯状回後部，楔前部，側頭頭頂葉連合野に血流低下を認める．レビー
小体型認知症では，両側後頭葉皮質を中心に血流低下を認める．前頭側頭型認知症では，前頭
葉と側頭葉前部に左右差のある血流低下を認める．

病変は，T1強調画像で等〜低信号，T2強調画像で高信号を呈するびまん性の病変
であり，主に前頭葉に分布する．前頭側頭葉変性症のうち，前頭側頭型認知症では
前頭葉と側頭葉に左右差のある限局的な萎縮，意味性認知症では前方かつ下側頭回
優位に左側頭葉の萎縮，進行性非流暢性失語では左前頭葉後部から島皮質の萎縮を
認める **図8**．

▶ 脳血流 SPECT

　SPECT を用いた脳機能画像検査は，CT や MRI で検出できない脳機能異常を検
出できる．また，statistical parametric mapping（SPM），three-dimensional
stereotactic surface projections（3D-SSP），easy Z-score imaging system
（eZIS）などの画像統計解析手法は，病変の三次元的な広がりを把握するのに有用
である．アルツハイマー型認知症では後部帯状回や側頭頭頂葉，レビー小体型認知
症では後頭葉，前頭側頭型認知症では前頭葉と側頭葉の血流低下が特徴的である
図9[11,12]．MCIからアルツハイマー型認知症への進展予測には，頭頂葉連合野の
脳血流や糖代謝低下が有用である[13]．しかし，高齢者では，他の疾患を合併するこ

JCOPY 498-22952

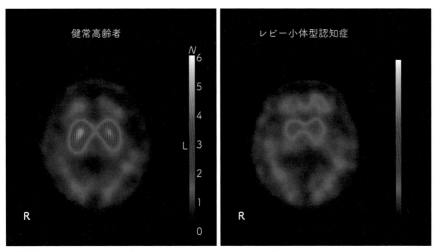

健常高齢者 　レビー小体型認知症

図10 ドパミントランスポーターシンチグラフィ（レビー小体型認知症）
レビー小体型認知症では，基底核におけるドパミントランスポーターの取り込み低下を認める．

とが多いためアルツハイマー型認知症に特異的な脳血流低下パターンを示さないことがある．

▶ **ドパミントランスポーターシンチグラフィと MIBG 心筋シンチグラフィ**

ドパミントランスポーターシンチグラフィは，ドパミントランスポーターに結合する[123]I-FP-CIT を用いることで線条体のドパミントランスポーターの分布を可視化することができる．黒質線条体ニューロンが変性するパーキンソン病やレビー小体型認知症などで集積が低下する **図10** [14)]．レビー小体型認知症による MCI とアルツハイマー型認知症による MCI を感度 54%，特異度 89% で識別することができる[15)]．

MIBG は，交感神経終末でノルアドレナリンと同様の生理動態をもつ物質である．このため，[123]I-MIBG 心筋シンチグラフィは，心臓交感神経の障害を可視化することができる．パーキンソン病やレビー小体型認知症では，心臓交感神経の脱神経により集積が低下する **図11** [16)]．2020 年の prodromal dementia with Lewy bodies の研究用診断基準では，バイオマーカーとして，①ドパミントランスポーターシンチグラフィでの基底核の取り込み低下，②睡眠ポリグラフ検査でのアトニー（筋弛緩）を伴わないレム睡眠，③MIBG 心筋シンチグラフィでの取り込み低下が提案されている[17)]．

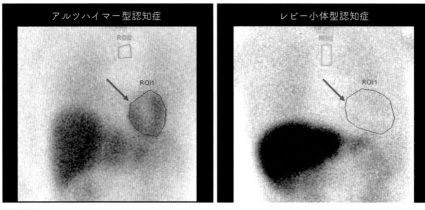

図11 MIBG 心筋シンチグラフィ（レビー小体型認知症）
レビー小体型認知症では，心臓への MIBG の取り込み低下を認める．

CQ 4-3 アルツハイマー病による MCI の診断に有用なバイオマーカーにはどのようなものがあるか？

　アルツハイマー病では，アミロイドβ蛋白（Aβ）の細胞外沈着による老人斑とリン酸化タウ蛋白の細胞内蓄積による神経原線維変化病理学的特徴である．また，アミロイドβ蛋白の沈着が契機となってタウ蛋白の異常リン酸化による神経原線維変化の形成から神経細胞死に至るという「アミロイド仮説」が提唱されている．近年，これらの病理変化を反映するバイオマーカーが広く利用されるようになり，2011年の National Institute of Aging（NIA）と Alzheimer's Association（AA）基準や 2014 年の International Working Group（IWG）-2 基準では，バイオマーカーを組み入れた研究用の診断基準が提唱された．さらに，アルツハイマー病における認知機能障害が長期間かけて連続的に悪化するのと同様に，バイオマーカーの変化も認知症の発症前から連続的に進展することが明らかとなった．したがって，アルツハイマー病は，プレクリニカル期，MCI，認知症という臨床病型で分けられるのではなく，病態が連続性をもって変化する疾患（アルツハイマー連続体）であるという認識が深まった．このような背景から 2018 年に NIA-AA 診断基準が更新され，アルツハイマー病の病理変化を反映するバイオマーカーに基づいた研究用の分類システム（ATN 分類）が提唱された[18]．この研究枠組みでは，脳脊髄液と脳画像バイオマーカーを A（アミロイドβの凝集），T（タウの凝集），N（神経変

JCOPY 498-22952

表2 AT（N）バイオマーカーのグループ化

A: アミロイドβの凝集，または関連する病理学的状態
脳脊髄液 Aβ42，または Aβ42/Aβ40 比 アミロイド PET

T: タウ（神経原線維変化）または関連する病理学的状態
脳脊髄液リン酸化タウ タウ PET

N: 神経変性または神経損傷
解剖学的 MRI FDGPET 脳脊髄液総タウ

（Jack CR Jr, et al. Alzheimers Dement. 2018; 14: 535–62[18]）より改変）

表3 バイオマーカーの組み合わせと分類

A	T	N	バイオマーカー分類	
−	−	−	AD バイオマーカー陰性	
＋	−		AD 性病理変化	
＋	＋	−	AD	AD 連続体
＋	＋	＋	AD	
＋	−	＋	AD 性病理変化に非 AD 性病理の合併	
−	＋	−		
−	−	＋	非 AD 性病理変化	
−	＋	＋		

（Jack CR Jr, et al. Alzheimers Dement. 2018; 14: 535–62[18]）より改変）

性/神経損傷）にグループ化している．A には脳脊髄液中の Aβ1-42，Aβ1-42/Aβ1-40 比とアミロイド PET，T には脳脊髄液中のリン酸化タウとタウ PET，N には MRI，fluorodeoxyglucose（FDG）PET，脳脊髄液中の総タウが含まれる **表2**．さらに，異常となったバイオマーカーの組み合わせによって正常なアルツハイマー病バイオマーカー，アルツハイマー病連続体，非アルツハイマー病理変化に分類している **表3**．特に，アルツハイマー病連続体は，アミロイドβの蓄積を有するアルツハイマー病の病理学的変化（A＋T−（N）−），神経変性の有無にかかわらずアミロイドβとリン酸化タウの蓄積を有するアルツハイマー病 ［A＋T＋(N)−，A＋T＋(N)＋］，リン酸化タウの蓄積がなく，アミロイドβの蓄積と神経変性を有するアルツハイマー病と非アルツハイマー病理変化の合併 ［A＋T−

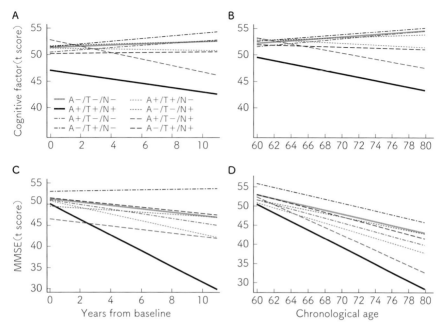

図12 ATN分類による各群の長期認知機能変化の予測（Eckerström C, et al. Alzheimers Dement（Amst）. 2021; 13: e12031[19])）

A＋T＋（N）＋群は，A－T－（N）－群よりも認知機能低下の進行が速いことが予測される．

（N）＋〕を含んでおり，特に，A＋T＋（N）＋では認知機能低下の進行が速いことが予測されている **図12** [19)．ただし，この研究用の枠組みを実臨床に使用するのは時期尚早で不適切であることも強調されている．また，アミロイド PET，タウ PET，FDG-PET はわが国では保険適用外検査であり，一般の臨床的使用は適正使用ガイドラインに準拠すべきである．

アルツハイマー病による MCI を診断するのに有用な PET 検査にはどのようなものがあるか？

（CQ 4-4）

　アミロイド PET **図13** は Aβ の脳内沈着を非侵襲的に画像化する検査であり，NIA-AA や IWG-2 criteria の研究用診断基準では脳アミロイド沈着のバイオマーカーとして必須項目となっている[20,21)]．使用されるトレーサーは，アミロイドの組織染色に用いられているコンゴーレッドやチオフラビン T の類似化合物である．チオフラビン T の類似化合物には[11]C-Pittsburgh compound B（PiB），コンゴー

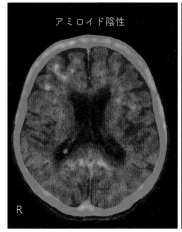
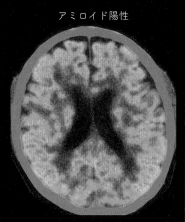

アミロイド陰性　　　　　　　アミロイド陽性

図13 アミロイド PET（¹¹C-Pittsburgh compound-B PET）

表4 各疾患におけるアミロイド PET 陽性率

年齢（歳）	アミロイド陽性例/割合					
	アルツ ハイマー病	前頭側頭型 認知症	血管性認知症	レビー小体型 認知症	大脳皮質基底 核変性症	健常者
全体	1193/1359 (87.8)	35/288 (12.2)	42/138 (30.4)	26/51 (51.0)	23/61 (37.7)	448/1849 (24.2)
50	51/58 (87.9)	0/25 (0)	1/2		1/2	2/209 (1.0)
60	333/365 (91.2)	10/99 (10.1)	1/16 (6.3)	6/16 (37.5)	11/22 (50)	35/301 (11.6)
70	453/508 (89.2)	22/125 (17.6)	9/45 (20.0)	14/23 (60.9)	8/31 (25.8)	163/686 (23.8)
80	303/359 (84.4)	3/38 (7.9)	25/59 (42.2)	6/10 (60)	3/5	172/498 (34.5)
90	53/69 (76.8)	0/1	6/16 (37.5)	0/2	0/1	76/155 (49.0)

（Ossenkoppele R, et al. JAMA. 2015; 313: 1939-49[27) より改変）

レッドの類似化合物にはフロルベタピル，フルテメタモール，フロルベタベンがある．各薬剤がアルツハイマー病の脳内アミロイド沈着を高い感度で検出することは，剖検脳を用いた検討により確認されている[22,23]．アミロイド PET は，健常高齢者の 10〜30%，MCI の 50〜70%，アルツハイマー病の 80〜90% で陽性とな

表5 アミロイド PET イメージング剤の適正使用ガイドライン　改訂第 2 版

適切な使用
（1）臨床症状が非定型的であり，適切な治療のために確定診断を要する認知症症例（例えば，アルツハイマー病と前頭側頭葉変性症の鑑別を必要とする場合） 　　具体的には，米国国立老化研究所とアルツハイマー病協会による新しいアルツハイマー病診断基準（NIA–AA 2011）にもとづく臨床的疑い（possible AD dementia）の基準を満たす，臨床経過が非典型的な場合や，病因が混在する場合である．このような症例はアミロイド PET を行わないと臨床的確定診断のために長い経過観察が必要となり，その間に不必要な検査や不適切な治療が繰り返される可能性がある．
（2）発症年齢が非定型的（65 歳未満の発症）であるため，適切な治療のために確定診断を要する認知症症例のうち，単純 CT または MRI で血管性認知症の可能性を否定できる症例．若年で発症する認知症は社会的影響が大きく，かつ急速に進行するため，早期に正確な診断を得る意義が大きい．若年層では健常者におけるアミロイド陽性所見の割合が低いので，アミロイド PET の所見は陰性のみならず陽性であっても診断に有用な根拠となる．

不適切な使用
（1）進行した重度の認知症症例
（2）症状・経過が典型的であり，アルツハイマー病の臨床的診断が明らかな場合 　　具体的には，アメリカ精神医学会の診断基準（DMS–IV），NINCDS–ADRDA work group による診断基準（NINCDS–ADRDA），あるいは NIA–AA 2011 診断基準において臨床的確診（probable AD）と診断される場合
（3）無症候者に対するアルツハイマー病の発症前診断
（4）認知症の家族歴を有していたり，アポリポ蛋白 E 遺伝子（APOE）ε4 アリルの保有者であったりするというだけの理由
（5）自覚的な物忘れなどを訴えるが客観的には認知機能障害を認めない場合
（6）アルツハイマー病の重症度の判定
（7）アルツハイマー病の治療効果の判定
（8）医療以外の目的（雇用時健康診断や保険契約目的など）
（9）検査結果のもたらす心理的・社会的影響について配慮ができない場合

（日本核医学会．アミロイド PET イメージング剤の適正使用ガイドライン　改訂第 2 版．2017[29]）

る[24]．また，アミロイド PET 陽性の軽度認知機能障害は高率にアルツハイマー型認知症に移行する[25]ため，発症予測に有用である．しかし，アミロイド PET によるアルツハイマー病に進行する MCI の診断予測の感度は 94.7%と高いが，特異度は 57.2%と低い[26]．この理由としてアミロイド PET は，レビー小体型認知症（51%），血管性認知症（30%），前頭側頭型認知症（12%）などの非アルツハイマー病でも陽性となること，健常者でも加齢やアポリポ蛋白 E 遺伝子 ε4 アリルの保有により陽性率が高くなることが指摘されている**表4**[27]．また，アミロイド PET により診断の確実性が向上することは，患者および介護者にとって，（1）不必

JCOPY 498-22952

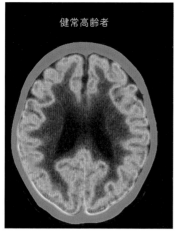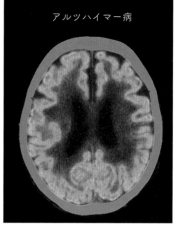

健常高齢者　　　　　　アルツハイマー病

図14 ¹⁸F-fluoro-2-deoxy-D-glucose（FDG）-PET
アルツハイマー病では後部帯状回と側頭頭頂葉の糖代謝が低下している.

要な検査を減らすことができる,（2）早期治療が可能となるだけでなく,効果のない薬物の投与を回避できる,（3）将来的に必要となる資源やケアプランが明らかとなり,社会的利益をもたらす可能性があるなどの点で有益とされている[28].しかし,アミロイドPETの臨床使用にあたっては,2015年4月に日本核医学会,日本認知症学会,日本神経学会の合同ワーキンググループにより作成されたアミロイドPETイメージング剤の適正使用ガイドライン **表5** [29]に準拠すべきである.このなかでMCIではアミロイドPETの診療上の有用性が未確立であり,現時点では診療目的の使用は推奨されないとされている.

　FDG-PET **図14** は,脳糖代謝を測定することができる.FDG-PETによる診断精度の検討では,AD 95%,レビー小体型認知症92%,FTD 94%であり[30],ADに進行するMCIの診断予測は,感度78.7%,特異度74.0%であった[31].

CQ 4-5 アルツハイマー病によるMCIを診断するのに有用な脳脊髄液バイオマーカーにはどのようなものがあるか？

　アルツハイマー病の病理学的変化を反映する脳脊髄液バイオマーカーとしては,Aβ42,リン酸化タウ,総タウがある.アルツハイマー病では,Aβ42が低下し,リン酸化タウと総タウが増加する[32].また,Dominantly Inherited Alzheimer

Network（DIAN）研究により，家族性アルツハイマー病の脳脊髄液では $A\beta42$ は予測される認知症発症年齢の 25 年前から減少し，タウは 15 年前から増加することが明らかとなった[33]．脳脊髄液中の $A\beta42$ は剖検脳およびアミロイド PET で検出された脳内アミロイド蓄積量と相関するが[34,35]，アミロイド PET による検出よりも早い段階から低下している可能性がある[36]．脳脊髄液中のリン酸化タウは，剖検脳およびタウ PET による脳内タウ蓄積と相関する[37,38]．

　$A\beta42$ とリン酸化タウはアルツハイマー病に特異的なバイオマーカーであるが，総タウはアルツハイマー病以外の疾患（外傷性脳損傷，脳卒中，クロイツフェルト・ヤコブ病など）でも神経細胞や軸索の変性に伴い増加するため，神経変性の重症度を示すバイオマーカーとされている[39,40]．アルツハイマー病の脳脊髄液バイオマーカーに関する 37 研究のレビューでは，アルツハイマー病の病理学的変化を検出する感度と特異度は，$A\beta42$ で感度 81.6％，特異度 82.9％，リン酸化タウで感度 78.8％，特異度 79.1％，総タウで感度 82.5％，特異度 86.2％であった．$A\beta42$ と総タウを組み合わせると感度 88.7％，特異度 88.7％と向上した．また，アルツハイマー病と非アルツハイマー病を識別する感度と特異度は，$A\beta42$（感度 75.4％，特異度 70.8％），リン酸化タウ（感度 75.2％，特異度 77.4％），総タウ（感度 75.4％，特異度 77.6％）であった．$A\beta42$ と総タウを組み合わせると感度 86.5％，特異度 83.7％となり，$A\beta42$ とリン酸化タウを組み合わせると感度 95.7％，特異度 89.5％と向上した．さらに，MCI からアルツハイマー型認知症への進行を予測する感度と特異度は，$A\beta42$/リン酸化タウと総タウの組み合わせにより感度 82％，特異度 94％であった[41]．脳脊髄液バイオマーカーの問題点としては，施設間差，測定試薬の違い，検体の採取方法および保存条件により測定値が変動することである．このため，脳脊髄液の取り扱い方法，測定法，およびカットオフ値の標準化が提唱されている[42]．また，脳脊髄液バイオマーカーの臨床使用にあたっては，認知症に関する脳脊髄液・血液バイオマーカーの適正使用指針に準拠すべきである．この適正使用指針では，脳脊髄液バイオマーカー検査は，臨床的に認知機能障害があり，その背景病理を加味して認知症の病型を診断する，あるいは除外することが，診療上有益と考えられる場合に実施を考慮すること，結果の解釈では偽陽性や偽陰性の可能性があることを考慮する必要があること，治療法が確立していない MCI における脳脊髄液バイオマーカー測定の臨床上の有用性は限定的であることが記されている[43]．

JCOPY 498-22952

アルツハイマー病による MCI を診断するのに有用な血液バイオマーカーにはどのようなものがあるか？

CQ 4-6

　アルツハイマー病では，血漿中の Aβ1-42 および Aβ1-42/Aβ1-40 が低値となることが報告されている[44,45]．さらに，免疫沈降とマトリックス支援レーザー脱離イオン化飛行時間型質量分析法（MALDI-TOF　MS）を組み合わせた測定法を用いた検討では，アミロイド PET 陽性者では Aβ1-42 と Aβ1-42/Aβ1-40 が低下し，APP669-711/Aβ1-42 が増加していること，APP669-711/Aβ1-42 は脳内アミロイド沈着量と相関すること，APP669-711 と Aβ1-42 のパターンの違いがアミロイド PET 陽性者と陰性者を感度 92.5%，特異度 95.5%で識別することが報告されている **図15** [46,47]．

　血漿中の神経原線維変化の構成成分であるリン酸化タウ（p-tau: phosphory-lated tau）もアルツハイマー病の診断や発症予測に有用であることが報告されている．血漿 p-tau181（スレオニン 181 でリン酸化された tau）はプレクリニカル期

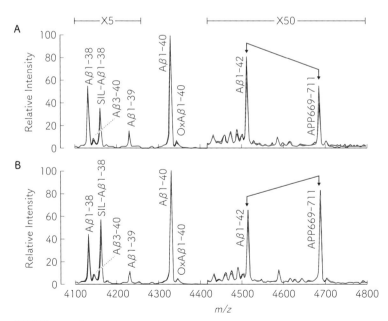

図15 血液バイオマーカー（Kaneko N, et al. Proc Jpn Acad Ser B Phys Biol Sci. 2014; 90: 353-64[47]）
A: アミロイド PET 陰性者，B: アミロイド PET 陽性者．

から認知症の発症まで増加し，脳脊髄液中の p-tau181 や PET による脳内アミロイドおよびタウ蓄積量と相関していた[48]．また，血漿 p-tau181 は，感度 92％，特異度 87％，精度 93％でアルツハイマー病と非アルツハイマー病を鑑別し，その診断精度はタウ PET や脳脊髄液 p-tau181 と同等であった．さらに，血漿 p-tau181 はアルツハイマー病の発症予測にも有用である[49]．この他に血漿 p-tau217（スレオニン 217 でリン酸化された tau）は，アルツハイマー病と非アルツハイマー病を高い精度（96％）で識別し，その診断精度は脳脊髄液中のリン酸化タウ（p-tau217，p-tau181）や PET と同等であった[50]．さらに，血漿 p-tau217 は，プレクリニカル期および MCI においてもアミロイド陽性者と陰性者を高い精度で識別した（プレクリニカル期 90％，MCI 91％）．また，常染色体優性アルツハイマー病では，MCI を発症する約 25 年前から p-tau217 の増加を認めた．

文献

1）Tripathi M, Vibha D. Reversible dementias. Indian J Psychiatry. 2009; 51: S52-5.
2）American Psychiatric Association. Diagnostic and Statistical Manual of Mental Disorders. 5th Edition: DSM-5. Arlington, VA: American Psychiatric Association. 2013.
3）Butler CR, Graham KS, Hodges JR, et al. The syndrome of transient epileptic amnesia. Ann Neurol. 2007; 61: 587-98.
4）Scheltens P, Fox N, Barkhof F, et al. Structural magnetic resonance imaging in the practical assessment of dementia: beyond exclusion. Lancet Neurol. 2002; 1: 13-21.
5）Seo EH, Park WY, Choo IH. Structural MRI and amyloid PET imaging for prediction of conversion to Alzheimer's disease in patients with mild cognitive impairment: A meta-analysis. Psychiatry Investig. 2017; 14: 205-15.
6）Jack CR Jr, Petersen RC, Xu Y, et al. Rates of hippocampal atrophy correlate with change in clinical status in aging and AD. Neurology. 2000; 55: 484-9.
7）Lombardi G, Crescioli G, Cavedo E, et al. Structural magnetic resonance imaging for the early diagnosis of dementia due to Alzheimer's disease in people with mild cognitive impairment. Cochrane Database Syst Rev. 2020; 3: CD009628.
8）Kantarci K, Lesnick T, Ferman TJ, et al. Hippocampal volumes predict risk of dementia with Lewy bodies in mild cognitive impairment. Neurology. 2016; 87: 2317-23.
9）Blanc F, Colloby SJ, Cretin B, et al. Grey matter atrophy in prodromal stage of dementia with Lewy bodies and Alzheimer's disease. Alzheimers Res Ther. 2016; 8: 31.
10）Meyer JS, Xu G, Thornby J, et al. Is mild cognitive impairment prodromal for vascular dementia like Alzheimer's disease? Stroke. 2002; 33: 1981-5.
11）Yeo JM, Lim X, Khan Z, et al. Systematic review of the diagnostic utility of SPECT imaging in dementia. Eur Arch Psychiatry Clin Neurosci. 2013; 263: 539-52.
12）Waragai M, Yamada T, Matsuda H. Evaluation of brain perfusion SPECT using an easy Z-score imaging system（eZIS）as an adjunct to early-diagnosis of neurodegenerative diseases. J Neurol Sci. 2007; 260: 57-64.
13）Hirao K, Ohnishi T, Hirata Y, et al. The prediction of rapid conversion to Alzheimer's disease in

JCOPY 498-22952

mild cognitive impairment using regional cerebral blood flow SPECT. Neuroimage. 2005; 28: 1014-21.

14) Bajaj N, Hauser RA, Grachev ID. Clinical utility of dopamine transporter single photon emission CT（DaT-SPECT）with（123I）ioflupane in diagnosis of parkinsonian syndromes. J Neurol Neurosurg Psychiatry. 2013; 84: 1288-95.

15) Thomas AJ, Donaghy P, Roberts G, et al. Diagnostic accuracy of dopaminergic imaging in pro-dromal dementia with Lewy bodies. Psychol Med. 2019; 49: 396-402.

16) Orimo S, Amino T, Itoh Y, et al. Cardiac sympathetic denervation precedes neuronal loss in the sympathetic ganglia in Lewy body disease. Acta Neuropathol. 2005; 109: 583-8.

17) McKeith IG, Ferman TJ, Thomas AJ, et al; prodromal DLB Diagnostic Study Group. Research criteria for the diagnosis of prodromal dementia with Lewy bodies. Neurology. 2020; 94: 743-55.

18) Jack CR Jr, Bennett DA, Blennow K, et al. NIA-AA research framework: Toward a biological definition of Alzheimer's disease. Alzheimers Dement. 2018; 14: 535-62.

19) Eckerström C, Svensson J, Kettunen P, et al. Evaluation of the ATN model in a longitudinal memory clinic sample with different underlying disorders. Alzheimers Dement（Amst）. 2021; 13: e12031.

20) McKhann GM, Knopman DS, Chertkow H, et al. The diagnosis of dementia due to Alzheimer's disease: Recommendations from the National Institute on Aging-Alzheimer's Association workgroups on diagnostic guidelines for Alzheimer's disease. Alzheimers Dement. 2011; 7: 263-9.

21) Dubois B, Feldman HH, Jacova C, et al. Advancing research diagnostic criteria for Alzheimer's disease: the IWG-2 criteria. Lancet Neurol. 2014; 13: 614-29.

22) Murray ME, Lowe VJ, Graff-Radford NR, et al. Clinicopathologic and 11C-Pittsburgh com-pound B implications of Thal amyloid phase across the Alzheimer's disease spectrum. Brain. 2015; 138: 1370-81.

23) Clark CM, Schneider JA, Bedell BJ, et al. Use of florbetapir-PET for imaging beta-amyloid pathology. JAMA. 2011; 305: 275-83.

24) Jansen WJ, Ossenkoppele R, Knol DL, et al. Prevalence of cerebral amyloid pathology in per-sons without dementia: a meta-analysis. JAMA. 2015; 313: 1924-38.

25) Koivunen J, Scheinin N, Virta JR, et al. Amyloid PET imaging in patients with mild cognitive impairment: a 2-year follow-up study. Neurology. 2011; 76: 1085-90.

26) Ma Y, Zhang S, Li J, et al. Predictive accuracy of amyloid imaging for progression from mild cognitive impairment to Alzheimer disease with different lengths of follow-up: a meta-analy-sis. Medicine（Baltimore）. 2014; 93: e150.

27) Ossenkoppele R, Jansen WJ, Rabinovici GD, et al. Prevalence of amyloid PET positivity in dementia syndromes: a meta-analysis. JAMA. 2015; 313: 1939-49.

28) Johnson KA, Minoshima S, Bohnen NI, et al. Appropriate use criteria for amyloid PET: A report of the Amyloid Imaging Task Force, the Society of Nuclear Medicine and Molecular Imaging, and the Alzheimer's Association. Alzheimers Dement. 2013; 9: e-1-16.

29) 日本核医学会．アミロイド PET イメージング剤の適正使用ガイドライン 改訂第 2 版．2017 年 11 月 17 日．

30) Zhang S, Han D, Tan X, et al. Diagnostic accuracy of ^{18}F-FDG and ^{11}C-PIB-PET for prediction of short-term conversion to Alzheimer's disease in subjects with mild cognitive impairment.

Int J Clin Pract. 2012; 66: 185-98.

31) Mosconi L, Tsui WH, Herholz K, et al. Multicenter standardized 18F-FDG PET diagnosis of mild cognitive impairment, Alzheimer's disease, and other dementias. J Nucl Med. 2008; 49: 390-8.

32) Blennow K, Hampel H, Weiner M, et al. Cerebrospinal fluid and plasma biomarkers in Alzheimer disease. Nat Rev Neurol. 2010; 6: 131-44.

33) Bateman RJ, Xiong C, Benzinger TL, et al. Clinical and biomarker changes in dominantly inherited Alzheimer's disease. N Engl J Med. 2012; 367: 795-804.

34) Strozyk D, Blennow K, White LR, et al. CSF Abeta 42 levels correlate with amyloidneuropathology in a population-based autopsy study. Neurology. 2003; 60: 652-6.

35) Palmqvist S, Zetterberg H, Blennow K, et al. Accuracy of brain amyloid detection in clinical practice using cerebrospinal fluid β-amyloid 42: a cross-validation study against amyloid positron emission tomography. JAMA Neurol. 2014; 71: 1282-9.

36) Mattsson N, Insel PS, Donohue M, et al. Independent information from cerebrospinal fluid amyloid-β and florbetapir imaging in Alzheimer's disease. Brain. 2015; 138: 772-83.

37) Buerger K, Ewers M, Pirttilä T, et al. CSF phosphorylated tau protein correlates with neocortical neurofibrillary pathology in Alzheimer's disease. Brain. 2006; 129: 3035-41.

38) Gordon BA, Friedrichsen K, Brier M, et al. The relationship between cerebrospinal fluid markers of Alzheimer pathology and positron emission tomography tau imaging. Brain. 2016; 139: 2249-60.

39) Arai H, Terajima M, Miura M, et al. Tau in cerebrospinal fluid: A potential diagnostic marker in Alzheimer's disease. Ann Neurol. 1995; 38: 649-52,

40) Blennow K, Hampel H. CSF markers for incipient Alzheimer's disease. Lancet Neurol. 2003; 2: 605-13.

41) Kang JH, Korecka M, Toledo JB, et al. Clinical utility and analytical challenges in measurement of cerebrospinal fluid amyloid-β (1-42) and τ proteins as Alzheimer disease biomarkers. Clin Chem. 2013; 59: 903-16.

42) Molinuevo JL, Blennow K, Dubois B, et al. The clinical use of cerebrospinal fluid biomarker testing for Alzheimer's disease diagnosis: a consensus paper from the Alzheimer's Biomarkers Standardization Initiative. Alzheimers Dement. 2014; 10: 808-17.

43) 厚生労働省科学研究費 研究班. 認知症に関する脳脊髄液・血液バイオマーカーの適正使用指針. 2021 年 3 月 31 日.

44) Zetterberg H, Burnham SC. Blood-based molecular biomarkers for Alzheimer's disease. Mol Brain. 2019; 12: 26.

45) Lopez OL, Kuller LH, Mehta PD, et al. Plasma amyloid levels and the risk of AD in normal subjects in the Cardiovascular Health Study. Neurology. 2008; 70: 1664-71.

46) Nakamura A, Kaneko N, Villemagne VL, et al. High performance plasma amyloid-beta biomarkers for Alzheimer's disease. Nature. 2018; 554: 249-54.

47) Kaneko N, Nakamura A, Washimi Y, et al. Novel plasma biomarker surrogating cerebral amyloid deposition. Proc Jpn Acad Ser B Phys Biol Sci. 2014; 90: 353-64.

48) Janelidze S, Mattsson N, Palmqvist S, et al. Plasma P-tau181 in Alzheimer's disease: relationship to other biomarkers, differential diagnosis, neuropathology and longitudinal progression to Alzheimer's dementia. Nat Med. 2020; 26: 379-86.

49) Cullen NC, Leuzy A, Palmqvist S, et al. Individualized prognosis of cognitive decline and

dementia in mild cognitive impairment based on plasma biomarker combinations. Nat Aging. 2021; 1: 114-23.

50) Palmqvist S, Janelidze S, Quiroz YT, et al. Discriminative accuracy of plasma phospho-tau217 for Alzheimer disease vs other neurodegenerative disorders. JAMA. 2020; 324: 772-81.

〈木村成志〉

第 **5** 章　軽度認知障害（MCI）の
　　　　診断と評価尺度

KEY
WORDS　軽度認知障害（MCI），診断，評価尺度

Essence

❶ MCI の診断は，認知症の診断と同様に認知機能の低下をもたらす他の要因を鑑別し，かつ認知症ではないが生活に支障をきたさない程度に認知機能の低下をきたした症状であることを確認することにより行う．

❷ MCI の概念を確立した Petersen による診断基準のほか，DSM-5 や ICD-10 の診断基準がある．

❸ MCI は記憶障害の有無により amnestic MCI, non-amnestic MCI に分けられ，それぞれ認知機能低下領域が 1 つもしくは複数にわたるかにより single domain と multiple domain に分類される．

❹ 評価尺度として，Instruction manual of Japanese version of Montreal Cognitive Assessment（MoCA-J）が推奨されているが，ほかに Clinical Dementia Rating（CDR）総得点や日本語版　Addenbrooke's Cognitive Examination Ⅲ（ACE-Ⅲ）も用いられる．

 MCI はどのように診断するか

　軽度認知障害（mild cognitive impairment: MCI）は，第 1 章に記されているように，認知症ではないが生活に支障をきたさない程度に認知機能の低下をきたした症状をさす．すなわち，認知症の診断同様，まず，せん妄やうつ状態など他の原因によってもたらされている症状を否定する．その後，認知機能の低下に関しての判断を行う．さらに障害をきたしている認知機能の領域について，記憶のみか，記憶以外にも及ぶかを判断する．すなわち，MCI は，他の原因による症状を否定し，複数の認知機能の評価を行い診断する．なお，MCI は症状による診断であり，病理学的背景は様々であることの認識が必要である．

CQ 5-2 MCI の診断基準にはどのようなものがあるか

MCI の概念を確立した Petersen による診断基準は，①以前と比して認知機能低下があり，これを本人，情報提供者，熟練した臨床医のいずれかによって指摘されること，②記憶，遂行機能，注意機能，言語機能，視空間認知機能のうち１つ以上の認知機能の領域に障害がみられる．③日常生活は自立しているが，以前よりも時間を要したり，非効率的であったり，間違いが多くなったりする場合もある，④認知症ではないと定義された[1)~4)]．また，MCI と診断された場合，記憶障害の有無により amnestic MCI と non-amnestic MCI に分類され，amnestic MCI のうち，記憶障害のみの場合を amnestic MCI single domain，記憶障害以外の複数の認知機能の低下を伴う場合を amnestic MCI multiple domain と分類した．Non-amnestic MCI も同様に認知機能低下が１領域に限られる場合を non-amnestic MCI single domain，複数の領域にわたる場合 non-amnestic MCI multiple domain と分類した **図1** [5)]．

Diagnostic and statistical manual of mental disorders 5（DSM-5）の診断基準では，認知症を Dementia ではなく major neurocognitive disorder と称したことから，MCI は mild neurocognitive disorder と表現された[6)]．DSM-5 の診断基準では，１つ以上の認知機能のわずかな低下が，認知機能検査および信頼のお

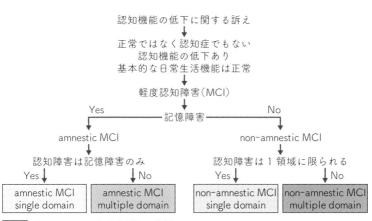

図1 Petersen による MCI の分類
（Peterson RC. Clinical practice. Mild cognitive impairment. New Engl J Med. 2011: 364: 2227-34）

表1 ICD-10 の mild cognitive disorder（MCD）の診断基準

1）2週間以上のほとんどの間，認知機能の障害が存在し，その障害は下記の領域における
　　いずれかの障害による．
　　①記憶（特に早期），あるいは新たなことを覚えること
　　②注意あるいは集中力
　　③思考〔例〕問題解決や抽象化における緩徐化〕
　　④言語〔例〕理解，喚語〕
　　⑤視空間機能
2）神経心理検査や精神状態検査などの定量化された認知評価において，遂行能力の異常あ
　　るいは低下が存在すること．
3）認知症（F00-F03），器質的健忘症候群（F04），せん妄（F05），脳炎後症候群（F07.1），
　　脳震盪後症候群（F07.2），精神作用物質使用による他の持続性認知障害（F1x. 74）で
　　はないこと．

（World Health Organization. International Statistical Classification of Disease and Related Health Problems. 10th Revision. Geneva: World Health Organization: 1993）

ける情報提供者から確認できるが，日常生活に支障をきたさないと定義されている．認知機能低下は，神経心理検査において$-1 \sim -2$ SD 程度とされている．

ICD-10 では mild cognitive disorder（MCD）と称され，診断基準を表1に示す **表1** [5)7)]．

Clinical dementia rating（CDR）では，記憶，見当識，判断力，問題解決力，地域社会活動，家庭と趣味，身の回りの世話について，本人への質問と介護者の観察により 0，0.5，1，2，3 の5段階に評価し，総合スコア 0.5 が MCI に相当すると判断する[8)]．

MCI の診断はあくまでも症状診断であるが，アルツハイマー病のより早期の診断のための画像および遺伝的・生化学的バイオマーカー確立を目的とした米国を中心とした Alzheimer's Disease Neuroimaging Initiative（ADNI）研究から，バイオマーカーによる早期からの診断がある程度推測可能となった．このことにより 2011 年 National Institute on Aging-Alzheimer's Association workgroup（NIA-AA）は，アルツハイマー病の前段階としての MCI の診断基準を発表した[5)9)10)] **表2**．このように Alzheimer 病を原因とした MCI は「Alzheimer 病による軽度認知障害（MCI due to Alzheimer's disease）」と診断される．

表2 NIA-AA による，アルツハイマー病を背景にした MCI の診断基準

● 以前と比較して認知機能の低下がある．これは本人，情報提供者，熟練した臨床医のいずれかによって指摘されうる．
● 記憶，遂行，注意，言語，視空間認知のうち 1 つ以上の認知機能領域における障害がある．
● 日常生活動作は自立している．昔よりも時間を要したり，非効率であったり，間違いが多くなったりする場合もある．
● 認知症ではない．
● 可能な限り，血管性，外傷性または薬物誘起性の原因を除外する．
● 縦断的な認知機能の変化がある．
● Alzheimer 病に関連する遺伝子変異に一致する病歴がある．

（荒井啓行．アルツハイマー病を背景にした軽度認知障害の診断: 米国国立老化研究所/アルツハイマー病協会合同作業グループからの提言．Cognition Dementia 2012; 11: 19–27）

 ## MCI の評価に推奨される尺度には何があるか

MCI の評価尺度として，Instruction manual of Japanese version of Montreal Cognitive Assessment（MoCA-J）が推奨されている．MoCA は MCI の評価スクリーニングツールであり，注意，集中，実行機能，記憶，言語，視空間認知，概念的思考，計算，見当識など多領域の認知機能を比較的短い時間で評価することができる．30 点満点中 26 点以上を正常と判断する．日本語版での感度は 93%，特異度は 87% と評価されている[13,14]．

ほかに日本語版 Addenbrooke's Cognitive Examination Ⅲ（ACE-Ⅲ）も評価尺度として用いられる．注意，記憶，言語流暢性，言語，視空間認知の 5 項目を評価する簡易認知機能検査である．総対象者 389 例（認知症: 178 例，MCI: 137 例，対照群: 73 例）に対して実施した結果，検出に最適なカットオフ値は，MCI で 88/89（感度: 0.77，特異性: 0.92）であったとの報告がある[15,16]．

なお，日本では，健忘型 MCI の診断のための比較的短時間で実施可能な検査尺度は標準化されていないが，必要に応じてウエクスラー記憶検査（Wechsler Memory Scale-Revised: WMS-R）や，Rey Auditory Verbal Learning Test（RAVLT）などの詳細な記憶検査を実施して評価を行う．非健忘型 MCI 診断のための特異的な評価尺度はないが，遂行機能検査や視空間認知機能検査などを組み合わせることが有用であり，日常診療において用いられている．

質問紙や介護者からの聞き取りによる評価尺度としては，Clinical Dementia Rating（CDR）総得点が有用との報告がある[17,18]．CDR は，記憶，見当識，判断

力と問題解決，地域社会活動，家庭生活および趣味・関心，介護状況の6項目に関して本人への質問ならびに介護者からの日常生活の観察をもとに評価を行う．CDR は本来，認知症の重症度診断尺度であるが，診断基準とよく一致して状態を表すことから診断尺度として用いられる．特にCDR0.5 は認知症疑いとの評価になり MCI に該当する状態と考えられている．

MCI 評価尺度はどのように実施するか

以下，MCI 診療に推奨されている評価尺度の実施方法ならびに採点方法について示すが，詳しくは各翻訳者による解説を参照されたい．

▶ Instruction manual of Japanese version of Montreal Cognitive Assessment（MoCA-J）

鈴木，藤原により詳細なマニュアルが作成されている[19]．

原著に掲載された MoCA-J の記録用紙を見ながら実施方法を確認頂きたい．

1）視空間/実行系 5 点

以下の（1）～（3）の合計点で評価する．

（1）Trail Making Test　1 点

実施方法:

①から⑤の数字と"あ"から"お"の平仮名がかかれているが，これを順番につないでゆく．具体的には，①→あ→②と，数字と平仮名を交互にかつ順番に線で結んでゆくよう指示をする．

採点:

"①→あ→②→い→③→う→④→え→⑤→お"と線が交差することなく結ぶことができたら 1 点を与える．実施直後に被検者が自身で修正をする以外に間違いがある場合は 0 点となる．

（2）視空間認知機能（立方体）1 点

実施方法:

立方体の絵を，出来るだけ正確にまねて模写するよう指示する．

採点:

正確に模写できていたら 1 点を与える．以下の条件を 1 つでも満たしていない場合には 0 点となる．

・3 次元である．

・全ての線が描かれている．

JCOPY 498-22952

・余計な線が加えられていない.

・線の並行関係が保たれ，長さが類似している.

(3) 視空間認知機能（時計描画）3点

実施方法:

白い空間に時計を描いてもらう．文字盤に数字を全て描いて時計を描いてもらい，11時10分を指すよう針を描いてもらう.

採点:

以下のそれぞれに対して1点を与え，その合計点が得点となる.

・輪郭（1点）: 時計の文字盤が円形である.

・数字（1点）: 数字が過不足無く，正しい順番で，正確な位置に描かれている.

・針（1点）: 長針，短針ともに正しい数字を指していること．短針は長針より短く，
   2つの針が文字盤の中心でつながっている.

2) 命名　3点

実施方法:

左から順に動物の絵を指して，その名前を聞く.

採点:

動物の名前を正しく言えればそれぞれに対して1点を与える.

①ライオン，②サイ，③ラクダ

3) 記憶　採点なし

実施方法:

記録用紙にある単語を1秒に1個読み上げ，それを覚えて復唱するよう指示する．第1試行の欄の再生できた単語にチェックを入れ，全ての単語を再生するもしくは，それ以上再生できなくなったら，第2試行を行う.

第2試行も，第1試行と同じ方法で実施．第2試行の欄の再生できた単語にチェックを入れ，全ての単語を再生するもしくは，それ以上再生できなくなったら終了する．上記2回の試行の後，検査の終り頃にこれらの単語をもう一度思い出してもらうことを伝える.

採点:

配点なし.

4) 注意

(1) 数唱課題　2点

実施方法:

①順唱: 5つの数字を1秒につき1つのペースで読み上げ, 同じ順番で再生してもらう.

②逆唱: 3つの数字を1秒につき1つのペースで読み上げ, 検者が読んだのと逆から再生してもらう.

採点:

それぞれ, 正しく再生できたら1点を与える.

(2) ビジランス課題　1点

実施方法:

ひらがなを読み上げ, 検者が"あ"と言うたびに手もしくは机をたたいてもらう. "あ"以外時には, 叩かないよう伝える (ひらがなは1秒につき1つのペースで読み上げる).

採点:

"あ"の時に手を叩かないもしくはほかの平仮名のときに手を叩いた場合をエラーとし, エラーが1回以下の時に1点を与える. 2回以上のエラーでは得点を与えない.

(3) 計算課題　3点

実施方法:

検者が止めというまで100から7を引いてもらう.

採点:

正答がない時には0点, 正答が1つの時には1点, 正答が2〜3つの時には2点, 正答が4〜5つの時には3点を与える. 1つ目の計算が間違っていても, 2つ目の計算が正しければ正解として得点を与える.

たとえば100−7＝92×　92−7＝85○　の場合1点が与えられる.

5) 言語

(1) 復唱課題　2点

実施方法:

検者が読み上げた文章を復唱してもらう.

採点:

それぞれの文章を, 文字の省略などなく正確に復唱できていれば1点を与える.

(2) 語想起課題　1点

実施方法:

「か」で始まる言葉を1分以内にできるだけ多く言ってもらう.

JCOPY 498-22952

採点:

11 個以上の言葉が出れば 1 点を与える．空欄に挙げた言葉を記録し，「か」以外で始める言葉も含めた総数もカウントしておく．

6）抽象概念　2 点

実施方法:

2 つの言葉に共通する概念を尋ねる．はじめに例として"バナナ"と"ミカン"はどのように似ているか尋ねる．共通概念ではないことを挙げた場合は一度だけ他の言い方がないか尋ねる．また被験者が適切な反応をしなかった場合には，ともに果物であると伝えるが，ほかの説明や教示は与えない．

例題を示した後，"電車"と"自転車"はどのように似ているか尋ねる．回答後，"ものさし"と"時計"はどのように似ているか尋ねる．追加の教示や手がかりは与えない．

採点:

それぞれの問題で次のような適切な反応が得られれば 1 点を与える．

電車-自転車＝交通手段，旅行の手段，乗り物，ものさし-時計＝測るもの，計測に使用するもの，計測器具など．

なお，車輪がある，数字があるなどの反応は適切とみなされず採点は与えない．

7）遅延再生　5 点

実施方法:

3 の記憶課題で記憶してもらった単語で憶えているものをできるだけ思い出してもらう．手がかりがなく再生できたものは"自由再生"の欄にチェックを入れる．以下のような手がかりによって思い出せた単語は"手がかり"の欄にチェックを入れる．

・カテゴリーの手がかりは以下．

①顔: 体の一部，絹; 生地，神社; 建物，百合; 花，赤; 色

カテゴリーの手がかりでも出なかった単語は以下の多選択肢から選んでもらう．

提示する単語のうちどれかを選んでもらう．

・それぞれの単語の多選択肢は以下．

顔: 口，顔，手，絹: 絹，麻，木綿，神社: 神社，学校，病院，

百合: バラ，百合，椿，赤: 赤，青，緑

採点:

手がかりなく再生できた単語それぞれに 1 点を与える. 手がかりにより再生できた単語には得点を与えない.

8）見当識　6 点

実施方法:

まず日付を聞き，回答が完全でない場合は今日は何年，何月，何日，何曜日を尋ねる. 回答後，市・区・町を尋ね，回答後に，現在の場所（建物）を尋ねる.

採点:

正しく回答できた項目それぞれに 1 点を与える.

合計得点:

検査用紙の右側に記入した得点を全て合計する.

判定:

合計点は 30 点で 26 点以上であれば健常範囲と判断する. 教育年数が 12 年以下の場合には 1 点を加える.

▶ Clinical Dementia Rating（CDR）

CDR は日常生活の観察をもとに病気の程度を評価する尺度で目黒により翻訳されている[20]. 詳しくは判定ハンドブックを参照されたい.

1）評価項目

(1) 記憶:

一時的ではなく一貫してエピソードの詳細は忘れているが，枠組みは維持されている状態が 0.5 と判断する.

(2) 見当識:

軽度の時間の見当識障害を認める場合を 0.5 と判断する.

(3) 判断力と問題解決:

家庭内での緊急事態，例えば，水漏れや小さい火災時の対処方法や買い物が自身で適正に出来ているか，財産管理や仕事上の処理は出来ているが，類似性（犬と魚は動物など）や差異（犬は哺乳類，魚は魚類など）に異常がある状態を 0.5 と判断する.

(4) 地域社会活動:

仕事や買い物，ボランティアなどで軽度の障害がみられる場合を 0.5 と判断する.

(5) 家庭生活および趣味・関心:

複雑な家事が出来ずに生活水準が低下した 1 の状態程ではないが，生活に支障が

JCOPY 498-22952

ない程度に軽度に低下している場合を 0.5 と判断する.

(6) 介護状況:

　0.5 では自立している.

2）総合判断

　各項目に関してスコアをつけ，以下の方法に従って総合判定をする.

　なお原則として判断に迷うときにはより重いスコアを採用する.

(1) CDR スコア＝記憶のスコア

　少なくとも 3 つの記憶以外の項目が記憶と同じスコアである場合 CDR スコアは記憶のスコアと一致する.

(2) CDR スコア＝記憶以外の項目の多くが占めるスコア

　3 つ以上の記憶以外の項目が，記憶スコアよりも 1 ランク大きくても小さくても上記と判断する.

(3) CDR スコア＝記憶のスコア

　記憶以外の 3 つの項目が，記憶スコアよりも 1 ランク大きいもしくは小さく，かつ残り 2 つの記憶以外の項目が記憶スコアよりも 1 ランク小さいもしくは大きい場合.

(4) 記憶スコアが 0.5 であった場合

　全般的 CDR スコアは 0.5 もしくは 1 となり 0 にはならない. 少なくとも 3 つの記憶以外の項目のスコアが 1, もしくはそれ以上の場合は CDR スコア＝1 となる.

▶ 日本語版　Addenbrooke's Cognitive Examination Ⅲ（ACE-Ⅲ）

　Neuroscience Research Australia（NeuRA; www.neura.edu.au）により開発されたものを岡山大学の竹之下らにより日本語版として翻訳されている.

　詳細は岡山大学の日本語版を参照頂きたい.

　練習効果を軽減するために version A と version B が作られている.

1）注意—見当識　10 点

　年月日季節，現在地の都道府県名と区市町村名，その後建物名，何階にいるか，何地方かを聞く.

2）注意—3 項目の記銘　3 点

　3 つの単語を復唱して覚えるようゆっくり言い，後でこの単語について尋ねることを伝える.

3）注意―7 の引き算　5 点

　100 から 7 を連続して引く様指示．5 回計算したら中止する．

4）記憶―3 項目の再生　3 点

　先ほど記憶した単語を再生するように言う．

5）言語流暢性―文字とカテゴリー　14 点

（1）文字　7 点

　五十音の中の 1 文字から始まる言葉を挙げてもらう．人名や場所の名前以外の文字を挙げるよう指示する．

（2）動物　7 点

　動物の名前を出来るだけ沢山挙げてもらう．

6）記憶―前向性記憶　住所と名前　7 点

　ある人の住所と名前を覚えて再生してもらう．

7）記憶―逆行性健忘　有名人　4 点

　被験者に，現在の日本の総理大臣の名前，その前の日本の総理大臣の名前（2 代前まで正答とする），現在のアメリカ大統領の名前，1960 年代に暗殺されたアメリカ大統領の名前を尋ねる．

8）言語―理解　3 点

　被験者の前に鉛筆と紙 1 枚を置き，指示したように行動してもらう．

9）言語―文を書く　2 点

　文章を 2 つ書いてもらう．

10）言語―単語の復唱　2 点

　被験者に，検者がそれぞれの単語を言った後，その単語を復唱するように教示する．

11）言語―ことわざの復唱　2 点

　被験者に，それぞれのことわざを復唱するように教示する．

12）言語―呼称　12 点

　被験者にそれぞれの絵の名前を尋ねる．

13）言語―理解　4 点

　それぞれの質問を読み上げ，それに合致する絵を指すように教示する．

14）言語―読字　1 点

　被験者に漢字単語を声に出して読むように教示する．

JCOPY 498-22952

15）視空間認知—交わる無限大記号　1点

被験者に，正確に模写するよう教示する．

16）視空間認知—透視立方体　2点

被験者に，正確に模写するよう教示する．

17）視空間認知—時計描画　5点

被験者に，時計の文字盤と文字盤の数字をすべて書くように教示する．書き終わったら，「5時10分」の位置に時計の針を書くよう教示する．

18）視知覚—点を数える　4点

被験者に，それぞれの四角の中の黒丸の数を指を指さずに数えるよう尋ねる．

19）視知覚—文字の同定　4点

被験者に，それぞれの四角の中の片仮名を同定するように教示する．被験者は指で文字をなぞってもよい．

20）記憶—住所と名前の再生　7点

被験者に，「はじめに繰り返してもらった住所と名前を思い出して言ってください」と教示する．

21）住所と名前の再認　5点

再生課題ですべて再生できればこの課題は実施せずに5点を与える．1個でも失敗した場合に行う．再生できなかった項目に対して「今からヒントを言います．県名は岡山県，山口県，山梨県のうちどれでしたか？」のように質問する．

文献
1) Petersen RC, Smith GE, Waring SC et al. Mild cognitive impairment clinical characterization and outcome. Arch Neurol. 1999: 56: 303-8.
2) Petreson RC. Mild cognitive impairment as a diagnostic entity. J Intern Med. 2004: 256: 183-94.
3) Peterson RC, Doody R, Kurz A, et al. Current concepts in mild cognitive impairment. Arch Neurol. 2001: 58: 1985-92.
4) Peterson RC. Clinical practice. Mild cognitive impairment. N Eng J Med. 2011: 364: 2227-34.
5) 日本神経学会監修，「認知症疾患診療ガイドライン」作成委員会編集．認知症疾患診療ガイドライン2017．医学書院．2017; p154-5.
6) American Psychiatry Association. Daignostic and Statistical Manual of Mental Disorders, Fifth Edition: DMS-5, Arlington VA: American Psychiatric Association: 2013.
7) World Health Organization International Statistical Classification of Disease and Related Health Problems. 10th Revision. Geneva: World Health Organization: 1993.
8) Morris JC. The Clinical Dementia Rating (CDR) : current version and scoring rules. Neurology. 1993; 43: 2412-4.

9) Albert MS, Deckosky ST, Dickson D, et al. The diagnosis of mild cognitive impairment due to Alzheimer's disease: recommendations from the National Institute on Aginf-Alzheimer's Association workgroups on diagnostic guidelines for Alzheimer's disease/Alzheimers Demnt. 2011: 7: 270-9.

10) 荒井啓行. アルツハイマー病を背景にした軽度認知障害の診断：米国国立老化研究所/アルツハイマー病協会合同作業グループからの提言. Cognition Dementia. 2012: 1183: 19-27

11) Smith T, Gildeh N, Holmes C. The Montreal Cognitive Assessment: validity and utility in a memory clinic setting. Can J Psyciatry 2007: 52: 329-32.

12) FujiwaraY, Suzuki H, Yasunaga M, et al. Brief screening tool for mild cognitive ompairment in older Japanese: validation of the Japanese version of the Montreal Cognitive Assessment. Geriatr Gerontol Int. 2010: 10: 225-32.

13) Nasreddine ZS, Phillips NA, Bédirian V, Charbonneau S, et al. The Montreal Cognitive Assessment (MoCA): A Brief Screening Tool For Mild Cognitive Impairment. J Am Geriatr Soc. 2005; 53: 695-9.

14) Fujiwara Y., Suzuki H., Yasunaga M., et al. Brief screening tool for mild cognitive impairment in older Japanese: Validation of the Japanese version of the Montreal Cognitive Assessment. Geriatrics & Gerontology International. 2010; 10: 225-32.

15) Hsieh S, Schubert S, Hoon C, et al. Validation of the Addenbrooke's Cognitive Examination III in frontotemporal dementia and Alzheimer's disease. Dement Geriatr Cogn Disord. 2013; 36: 242-50

16) Takenoshita S, Terada S, Yoshida H, et al. Validation of Addenbrooke's cognitive examination III for detecting mild cognitive impairment and dementia in Japan. BMC Geriatr. 2019; 19: 123.

17) Zoller AS, Gaal IM, Royer CA, et al. SIST-M-IR activities of daily living items that best discriminate clinically normal elderly from those with mild cognitive impairment. Curr Alzheimer Res. 2014: 11: 785-91.

18) Duara R, Loewenstein DA, Greig-Custo MT, et al. Dagnosis and staging of mild cognitive impairment, using a modification of the clinical dementia rating scale: the mCDR. Int J Geriatr Psychiatry. 2010: 282-9.

19) 鈴木宏幸, 藤原佳典. Montreal Cognitive Assessment（MoCA）の日本語版作成とその有効性について老年精神医学雑誌. 2010; 21: 198-202.

20) 目黒謙一: 認知症早期発見のための CDR 判定ハンドブック. 医学書院. 2008.

〈松村美由起〉

第**6**章 軽度認知障害（MCI）から認知症への進行予防法

KEY
WORDS 軽度認知障害（MCI），身体活動，食事，社会的活動，認知トレーニング，生活習慣病，飲酒，禁煙，聴力障害，多因子介入

Essence

❶ 身体活動や運動は，認知機能低下に対して抑制的に働くことが示されており，積極的に行うことが推奨される．

❷ 魚類，野菜，果物などの個々の栄養素や食品だけではなく，地中海食や日本食といった食事パターンも認知症予防において重要である．

❸ ビデオ通話などを含む社会的活動や人との交流は，認知機能低下や認知症発症のリスクを低減できる可能性がある．

❹ 認知トレーニングや楽器演奏，手工芸，PC の使用などの知的活動は，認知機能低下や認知症発症のリスクを低減できる可能性がある．

❺ 高齢期の高血圧，脂質異常症，肥満，糖尿病に対する治療によって，認知症を予防できるとする十分なエビデンスはない．

❻ MCI では，週に 192 g 以上または 1 日に 27.5 g 以上のアルコール摂取で認知症のリスクが高くなる．

❼ 喫煙は，認知症の危険因子であるが，禁煙介入によって非喫煙者と同程度のリスクまで低減させることができる可能性がある．

❽ 聴力障害は認知機能低下の危険因子であるが，補聴器の使用により認知機能低下や認知症発症のリスクを低減できる可能性がある．

❾ 認知症の改善可能な複数の因子に対して同時に介入することで（多因子介入），大きな認知症予防効果が得られることが期待されている．

身体活動を増加させることで認知症への進行を予防できるか？

多くの観察研究によって定期的な身体活動が認知機能低下や認知症の発症を抑制すると報告されており[1-3]，WHO が認知症リスク低減のために推奨される介入をまとめたガイドラインでは，身体活動による介入を認知機能正常の成人には強く推

表1 運動による認知機能の改善効果（Northey JM, et al. Br J Sports Med. 2018; 52: 154-60[5]より一部改変）

	効果量（95% CI）
運動の種類	
有酸素運動	0.24（0.10-0.37）
レジスタンストレーニング	0.29（0.13-0.44）
複合トレーニング	0.33（0.14-0.53）
太極拳	0.52（0.32-0.71）
ヨガ	0.13（−0.10-0.36）
時間	
≦45 分	0.09（−0.28-0.46）
>45 分以上，≦60 分	0.31（0.16-0.46）
>60 分以上	0.33（−0.04-0.65）
頻度	
≦2 回/週	0.32（0.13-0.52）
3～4 回/週	0.24（0.07-0.40）
5～7 回/週	0.69（0.10-1.28）
運動強度	
低強度	0.10（−0.02-0.23）
中強度	0.17（0.03-0.33）
高強度	0.16（0.04-0.27）
認知機能の状態	
MCI なし	0.28（0.11 to 0.44）
MCI あり	0.36（0.04 to 0.68）

奨し，軽度認知障害（mild cognitive impairment: MCI）の成人には推奨してもよいとされている[4]．

　50 歳以上の中年および高齢者を対象として，運動介入による認知機能改善効果を検証したランダム化比較試験をまとめたメタ解析では，MCI の有無にかかわらず運動介入が認知機能の改善に対して有効であることが報告されている **表1**[5]．また，運動の種類としては，有酸素運動やレジスタンストレーニングそれぞれ単独でも効果が示されているが，これらを組み合わせた複合的トレーニングも有効である．また，近年では太極拳が有効である可能性も示されている．1 回の運動時間は，45 分より少ない時間では効果が認められず，45 分以上の運動時間が必要であることが示唆されている．また，運動の頻度については，週 2 日以下でも効果が認められるが，週 5 日以上で効果が比較的高くなる．運動強度については，低強度の運動では効果を認めず，中強度以上の運動で効果を認めている **表1**[5]．わが国からの報告では，有酸素運動，二重課題運動（運動課題に加えてしりとりや計算などの認知課題を同時に行う），運動の習慣化を取り入れた複合的運動プログラムの効果検証

を，MCI 高齢者 100 名を対象に実施した結果，全般的認知機能や言語流暢性に加え，記憶機能，脳萎縮に対する維持，改善効果が認められている[6]．

身体活動や運動は，高血圧，脂質異常症，肥満，糖尿病，インスリン抵抗性の改善などによる間接的効果や，神経新生，脳血流，brain-derived neurotrophic factor などの神経成長因子の増加など直接的な効果を有すると考えられており，認知症予防のために積極的に行うことが推奨される．

CQ 6-2 どのような食事が認知症への進行予防に効果的か？

これまでの多くの観察研究によって，葉酸，フラボノイド，ビタミン D，脂質など特定の栄養素や魚類，野菜，果物などの食品，適度なアルコール摂取などの認知機能低下抑制効果が報告されている[7]．また，近年では，個々の栄養素や食品ではなく，地中海食や日本食といった食事パターンも認知症予防において注目されている．特に，地中海食（イタリア料理，スペイン料理，ギリシア料理など地中海沿岸諸国の食習慣で，果物や野菜を豊富に使用する，乳製品や肉よりも魚を多く使う，オリーブオイル，ナッツ，豆類，全粒粉など未精製の穀物をよく使う，食事と一緒に適量の赤ワインを飲む，などの特徴がある）が認知機能低下の抑制に働くとする観察研究が蓄積されており，メタ解析において地中海食に近い食事パターンをとっている群では，そうでない群と比較して，MCI〔ハザード比（HR）: 0.73，95%信頼区間: 0.56-0.96〕およびアルツハイマー型認知症（HR: 0.64，95%信頼区間: 0.46-0.89）の発症リスクが低かったことが報告されている[8]．しかし，これらの食事パターンに対するアプローチは，食文化が欧米と大きく異なるわが国においてはそのまま適応することは困難である．わが国の久山町研究では，乳類，豆類，野菜類，海藻類を多く含む食事パターンの者でその後 15 年間のアルツハイマー型認知症および血管性認知症の発症のリスクが低かったことが報告されている[9]．そのほかにも，570 例の地域在住高齢者を対象とした追跡調査では，穀類中心ではなく，いろいろな食品から構成された多様性の高い食事を摂取する者で認知機能が維持されていたことが報告されている[10]．以上より，「品数が多く，主食（米）に頼らない野菜を中心とした和食に乳製品をプラスした食事」が日本人に適していると考えられる．

サプリメントについては，MCI を対象とした二重盲検ランダム化比較試験では，1 年程度の葉酸や DHA などの経口摂取により認知機能の改善を認められているが[11,12]，長期的な効果は明らかではない．WHO のガイドラインにおいても，サプ

リメント服用による予期せぬ影響が利益を上回るとし，認知症リスクを低減させる目的では，推奨されていない[4]．

 社会的活動によって認知症への進行を予防できるか？

　社会的活動とは，社会での生活や交流による活動をさし，家族や友人，近隣住民などの周囲の人と交流することなどが含まれる．これまでに，社会的活動が認知症発症を予防あるいは遅延させる可能性が報告されているが，介入研究によるエビデンスは確立されていない．

　観察研究のメタ解析の結果では，社会的活動の参加が少ない者では，参加が多い者と比較して認知症の発症リスクが 1.4 倍高いことが報告されている（HR: 1.41，95%信頼区間: 1.13-1.75）[13]．また，社会的な交流が少ないことや（HR: 1.57，95%信頼区間: 1.32-1.85），孤独を感じること（HR: 1.58，95%信頼区間: 1.19-2.09）も約 1.6 倍認知症の発症リスクが高いことが明らかになっている[13]．また，直接会って話すなどの対面による交流だけではなく，電話などの非対面交流を組み合わせて行うことで，認知症リスクが低下する可能性が報告されている[14]．近年では，スマートフォンやインターネットなどの普及に伴い，遠方に住む友人や家族と交流が比較的容易になり，ビデオ通話などで相手の表情を見ながら会話することが可能である．MCI を含む 70 歳以上の高齢者 83 名を対象としたランダム化比較試験によって，インターネットを介した 30 分程度のビデオ通話を週 5 回，6 週間行った結果，言語流暢性が改善したという報告もある[15]．

　社会的活動と認知症予防の関連のメカニズムについては，いまだ不明な点が多いが，仲間と一緒に行う趣味や余暇活動を通じて，抑うつの減少，身体活動の増加などを介して認知症予防に効果を示すと考えられる．

 認知トレーニングや知的活動によって認知症への進行を予防できるか？

　認知トレーニングとは，認知機能（全般的認知機能，注意機能，記憶機能，遂行機能）に対するトレーニング全般を指し，紙面を用いたもの，コンピュータなどを用いたものなどを含む．MCI 高齢者を対象とした介入試験をとりまとめたシステマティックレビューでは，認知トレーニングによる介入が全般的認知機能に効果的であったことが報告されている[16]．また，記憶に焦点を当てたトレーニングが，全般的認知機能の改善に，より効果的である可能性も報告されている[17]．認知トレー

JCOPY 498-22952

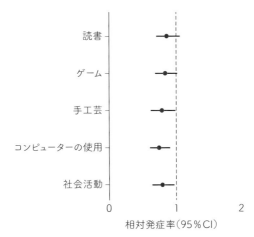

図1 知的活動と MCI のリスク（Krell-Roesch J, et al. JAMA Neurol. 2017; 74: 332-8[19]）より一部改変）

相対発症率（95％CI）

（縦軸上から）読書／ゲーム／手工芸／コンピューターの使用／社会活動

ニングの実施期間については，MCI を対象としたエビデンスは少ないが，アルツハイマー型認知症を対象とした報告では，認知トレーニングを中断すると効果が持続しないことが報告されており，継続することが重要であると考えられる[18]．

　高齢期の知的活動によっても認知機能低下を予防できる可能性がある．知的活動の内容としては，読書，パズル，手工芸，楽器の演奏，囲碁や麻雀などのボードゲームが含まれる．70 歳以上の高齢者を 4 年間追跡した調査では，前述の社会的活動に加えて，ゲーム，手工芸，PC の使用が MCI の発症リスクの低下と関連することが報告されている **図1** [19]．また，わが国からの報告では，MCI と診断された 70 歳以上の 201 名を対象として，健康教育を行うグループ，毎週 60 分間の楽器の演奏を行うグループ，毎週 60 分間のダンスプログラムを行うグループの 3 群に分け，それぞれの活動を 40 週間実施し，認知機能改善効果を検証している[20]．結果として，ダンスプログラムと楽器の演奏を行うグループは健康教育を行うグループと比べ有意に全般的認知機能が改善していた[20]．また，絵画や手工芸などの芸術活動を行うことで MCI の認知機能が改善したという報告もある[21,22]．しかし，いずれの研究においても，インストラクターや参加者同士の交流など社会的活動が含まれており，知的活動そのものに認知機能の改善効果があるかどうかについては，今後もさらなる検証が必要である．現時点では，高齢者自身の関心や興味に応じて好みの活動を選択し，仲間と一緒に活動的なライフスタイルを行うことが重要であろう．

CQ 6-5 高血圧，脂質異常症，肥満，糖尿病の治療によって認知症への進行を予防できるか？

　高血圧，脂質異常症，肥満，糖尿病などの血管性危険因子の認知機能低下や認知症に対する影響は年齢によって異なる．中年期において，高血圧，脂質異常症，肥満は認知症発症のリスクであるが，高齢期においてはその関連性が弱くなる．しかし，糖尿病に関しては，高齢期においても認知症のリスクを高めることが報告されている **図2** [23)．

　中年期の高血圧は，脳血管障害の危険因子であり脳血管障害や大脳白質病変を介して血管性認知症を助長させると考えられる．また，降圧治療と認知症発症の関連について，14報の縦断的研究を統合したメタ解析では，降圧治療と血管性認知症および全認知症に対する予防効果が認められているが[24)，大規模ランダム化比較試験における降圧治療による認知症発症抑制効果は明確でない．さらに，高齢期では高血圧だけでなく，血圧が低い人ほど認知症になりやすいことや認知症発症者では発症の2~5年前から徐々に血圧が低下していたことも報告されている[25,26)．また，日々の血圧変動が大きいほど，認知機能低下や認知症発症の危険性が高くなることも報告されており[27,28)，高齢期では，毎日の血圧測定や日々の血圧の変化を記録しておくことが重要である．

　脂質異常症については，中年期の総コレステロールが高いと，認知症，特にアルツハイマー型認知症の発症の危険性が高くなることが報告されている[29)．また，観

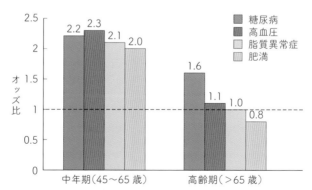

図2 血管性危険因子と認知症リスク（Kloppenborg RP, et al. Eur J Pharmacol. 2008; 585: 97–108[23)より一部改変）

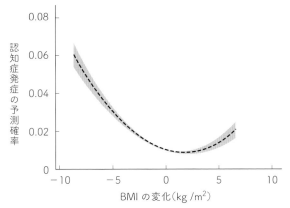

図3 Body mass index の変化と認知症発症との関連
(Power BD, et al. International Psychogeriatrics.
2013; 25: 467-78[36]) より一部改変)

察研究のメタ解析では，スタチンの使用によって，MCI や認知症，特にアルツハイマー型認知症の危険性が減少することが報告されている[30,31]．一方，高齢期においては，総コレステロール，HDL-コレステロール，LDL-コレステロール，中性脂肪のいずれの値においても，認知症発症と関連するというはっきりとしたエビデンスはない[29,32]．しかし，脂質異常症は高齢期においても冠動脈疾患の発症リスクを上昇させるため積極的なモニタリングと治療が必要である．

　中年期の肥満は，認知症の発症リスクを上昇させることが知られている．一方で，高齢期においては，やせや体重の変化，特に体重減少が認知症の危険因子となることが報告されている[33,34]．6 万人以上の高齢者を対象とした研究では，2 年間でbody mass index が 5% 以上減少している人や 10% 以上上昇している人は，5% 以内の増減に比べて認知症の発症リスクが高いことが報告されている[35]．さらに，高齢男性 4,181 名を対象とした研究では，body mass index の変化が認知症発症と関連し **図3**，特に body mass index の減少で認知症発症の危険性が高くなることが報告されており[36]，高齢期では適正体重を維持することを心がけ，こまめに体重測定を行い，変化を記録しておくことが重要であろう．

　糖尿病は，MCI や全認知症，血管性認知症，アルツハイマー型認知症の危険因子であることが示されている[37]．現在のところ，厳格な血糖コントロールによって，認知機能低下や認知症発症を抑制できるかどうかについては，十分なエビデンスは得られていない[38,39]．また，厳格な血糖コントロールは必ずしも生命予後の改善や

虚血性心疾患などの大血管症の発症抑制にはつながらず，かえって死亡のリスクを増大させることが明らかになっており，認知症予防の観点からも，高血糖はできるだけ是正されるべきであるが，同時に低血糖への配慮を必要とし，「高齢者糖尿病診療ガイドライン 2023」に示されるように高齢者の個別の状態に合わせた柔軟な血糖コントロール目標の設定が重要である．

飲酒によって認知症の危険性は上昇するか？

アルコールの摂取量と認知症との関連は，U字型であるとされ，多量の飲酒は認知症の発症リスクを上昇させることが多くの研究で報告されている[40,41]．これまでにアルコールの摂取量と認知症との関連を検討した 11 の研究の参加者を統合して解析を行った研究（合計 73,330 名）では，週に 276 g 以上，または 1 日に 38 g 以上のアルコールの摂取によって，認知症を発症する危険性が高くなることが報告されている[42]．また，長年飲酒を続けてきた人の脳では，記憶と関連の深い海馬が萎縮していることも報告されている[43]．

アルコールの摂取と認知障害，認知症との関連は，個々の認知機能の状態によっても異なる[44]．6つの研究を統合して解析した研究では，MCI の人では，週に 192 g 以上または 1 日に 27.5 g 以上のアルコールを摂取すると認知症のリスクが高くなるとされ 図4 [45]，前述した 276 g/週より少ないアルコール量でも認知症の危険性が高くなることに注意が必要である．

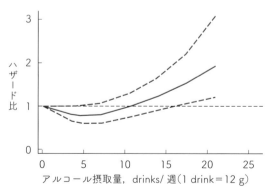

図4 MCI におけるアルコール摂取と認知症のリスク
（Lao Y, et al. Aging Clin Exp Res. 2021; 33: 1175–85[45]より一部改変）
実線: ハザード比，点線: 95％CI.

JCOPY 498-22952

　お酒の種類によっても飲酒の影響は異なり，ぶどうやその他のフルーツや野菜から作られるワインを，少量から中程度摂取していることが認知症に対して保護的に働く可能性が示されている[42]．また，まったく飲酒をしない人と比べて，様々な方法で定義された軽度から中等度の飲酒をする人は，アルツハイマー型認知症[pooled risk ratio (RR)＝0.72，95％信頼区間 (confidence interval: CI): 0.61-0.86]，全認知症（RR: 0.74，95％CI: 0.61-0.91）のリスクが低いことが報告されている[40]．しかし，適度な飲酒量には，人種差や個人差があり，アルコールに弱い人や元々飲酒の習慣のない人が無理に飲酒を開始する必要はない．

 ## 禁煙によって認知症への進行を予防できるか？

　中年期ならびに高齢期の喫煙は認知機能低下の危険因子であり，禁煙介入は喫煙している成人に対して行われるべきである[4]．37報の研究を統合したメタ解析によれば，喫煙者は非喫煙者と比較して全認知症（risk ratio (RR): 1.30，95% CI: 1.18-1.45），アルツハイマー型認知症（RR: 1.40，95% CI: 1.13-1.73），血管性認知症（RR: 1.38，95% CI: 1.15-1.66）のリスクが高い[46]．一方で，前喫煙者と非喫煙者との間では，いずれの認知症のリスクにも差がなかったことから，禁煙介入によって非喫煙者と同程度のリスクまで低下させることができる可能性が示唆されている[46]．久山町研究においても，高齢期に禁煙した人は中年期から高齢期にかけて喫煙を継続していた人に比べて，認知症発症リスクが低下することが報告されており，高齢期であっても禁煙は遅くない[47]．

 ## 聴力障害に対して補聴器を利用することで，認知症への進行を予防できるか？

　近年，聴力障害が認知機能低下，認知症発症の危険因子であることが注目されている．聴力障害は高齢者の多くが抱える問題であり，9年から17年の追跡期間を有する3つの観察研究を統合したメタ解析によれば，聴力障害による認知症の相対リスクは1.94倍（95% CI: 1.38-2.73）と報告されている[48]．また，65歳以上の3,777名を対象とした25年間の前向き研究では，自己申告による聴力障害が認知症の発症リスクと関連していたが（HR: 1.21，95% CI: 1.05-1.40），補聴器を使用していた場合には，リスクは上昇していなかった（HR: 0.81，95% CI: 0.55-1.20）[49]．同様に，English Longitudinal Study of Ageingに参加した7,385名を対象とした横断的研究においても，補聴器未使用者においてのみ聴力障害は認知機

能が低いことと関連していた[50]．これらの研究は，補聴器の使用が認知機能低下に対して保護的であることを示唆するものであるが，現在のところ，認知機能低下や認知症のリスクを低減するために補聴器の使用を推奨するにはエビデンスが不十分であるとされている．

　また，聴力障害と認知機能低下，認知症発症のメカニズムは十分に明らかになっていないが，加齢や脳血管障害など共通の危険因子を有することや，聴力障害が脳の総容積の低下や，認知症の危険因子としてうつや社会的孤立と関連することが考えられる[51]．

CQ6-9　多因子介入によって認知症への進行を予防できるか？

　認知症予防のために上述した個々の危険因子を個別に介入しても効果は限られており，これらの多因子を同時に介入することで大きな認知症予防効果が得られることが期待されている **表2**．

　認知症予防のための多因子介入の先駆けとなった Finnish Geriatric Intervention Study to Prevent Cognitive Impairment and Disability（FINGER）研究は，60 歳以上の Cardiovascular Risk Factors, Aging and Dementia（CAIDE）認知症リスクスコアが 6 ポイント以上の 1,260 名を対象としたランダム化比較試験である[52]．介入群は，食事指導，運動指導，認知トレーニング，血管性危険因子の管理が 2 年間にわたって行われ，対照群は健康に関する一般的なアドバイスが行われた．結果，介入群は対照群と比較して遂行機能，処理速度，認知機能のトータルスコアで有意な改善を認めた．記憶機能については対照群と有意な差は認められなかった．また，多因子介入は，ベースライン時の人口統計学的特徴（年齢，性別，教育歴），社会経済状況，認知機能，心血管系の危険因子（BMI，血圧，コレステロールなど），心血管系の併存疾患の有無によらず有効である可能性が示されている[53]．さらに，アルツハイマー型認知症のリスク遺伝子である APOEε4 を保有している高齢者において，より介入効果が得られる可能性も示されている[54]．また，近年では介入プログラムのアドヒアランス別の解析も実施され，アドヒアランスが高い集団で認知機能の改善効果が示されただけはなく **図5**，主要解析では認められなかった記憶機能に対する介入効果も報告されている[55]．

　Prevention of Dementia by Intensive Vascular Care（preDIVA）[56]はオランダの一般診療所において 70～78 歳の 3,526 名を対象としたランダム化比較試験である．介入群は，看護師主導による血管性危険因子に対する介入（喫煙，栄養，

JCOPY 498-22952

表2 大規模多因子介入研究による認知症予防のエビデンス

文献	対象	介入	研究期間	主要評価項目	主要な結果
FINGER（フィンランド）	60〜77歳 CAIDE認知症リスクスコア6点以上の1,260名	①介入群: 栄養指導, 運動指導, 認知トレーニングおよび社会的活動, 動脈硬化性心血管疾患危険因子のモニタリングとマネジメント ②対照群: 健康に関する一般的なアドバイス	2年間	認知機能のコンポジットスコア	認知機能のコンポジットスコアで有意な改善を認めた. 各ドメインのコンポジットスコアの変化については, 記憶機能に対する介入効果は認められなかったが, 遂行機能および処理速度の改善が認められた.
PreDIVA（オランダ）	70〜78歳 一般診療所の3,526名	①介入群: 看護師主導による喫煙習慣, 栄養, 身体活動, 体重, 血圧に関する指導. 高血圧, 脂質異常症, 糖尿病の薬剤の開始および調整. ②対照群: 通常診療	6年間	認知症の発症	認知症の発症率に有意な差は得られなかった. 介入を遵守していた未治療の高血圧を有する対象者においては, 介入群の認知症発症率が減少していた.
MAPT（フランス）	70歳以上 主観的なもの忘れ, 手段的日常生活活動作の障害, 歩行速度の低下の3つの内いずれかを有する1,680名	①多因子介入＋ω3多価不飽和脂肪酸 ②多因子介入＋プラセボ ③ω3系多価不飽和脂肪酸 ④プラセボ 多因子介入: 認知刺激, 身体活動, 栄養に関するグループセッションと血管性危険因子の是正を目的とした医師との面談.	3年間	認知機能のコンポジットスコア	いずれの介入群も3年後の認知機能の変化に差は認められなかった. 多因子介入の有無で, 参加者を統合した場合, 多因子介入を受けた群で, 認知機能低下の抑制効果が認められた. また, CAIDE認知症リスクスコアが6ポイント以上やアミロイド陽性など認知症のリスクが高い対象者における介入の有効性が示された.

CAIDE: Cardiovascular Risk Factors, Aging and Dementia

身体活動, 体重, 血圧に関する指導）が6年間にわたって行われ, 対照群は通常診療が行われた. 結果, 認知症の発症率に有意な差は得られなかった（HR: 0.92, 95% CI: 0.71-1.19）. しかし, サブ解析の結果, ベースライン時に未治療の高血

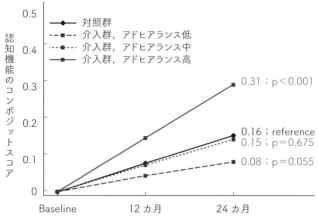

図5 アドヒアランスによる介入効果の差異（Ngandu T, et al. Alzheimers Dement. 2022; 18: 1325–34[55]）より改変）

圧を有する対象者においては，介入群の認知症発症率が減少していた（HR: 0.54, 95% CI: 0.32-0.92）.

　Multidomain Alzheimer Preventive Trial（MAPT）[57]研究は 70 歳以上で，主観的な物忘れ，手段的日常生活動作の障害，歩行速度の低下の 3 つの内いずれかを有する 1,680 名を対象とした 3 年間のランダム化比較試験である．対象者は，多因子介入（認知トレーニング，運動，栄養）+ω-3 脂肪酸，多因子介入+プラセボ，ω-3 脂肪酸単独，プラセボ単独の 4 群に割り付けられた．結果，プラセボ単独群と比較して，いずれの介入群も 3 年後の認知機能の変化に差は認められなかった．しかし，CAIDE 認知症リスクスコアが 6 ポイント以上の対象者やアミロイド陽性の対象者など認知症のリスクが高いものにおける介入の有効性が示されている.

　上述した 3 つの大規模多因子介入研究から学ぶべき教訓としては，以下のことがあげられる[58]．1 つ目に多因子介入の効果を得やすい対象者を選択することである．PreDIVA や MAPT のサブグループ解析で明らかになったように，現時点では，多因子介入の効果は，認知症のリスクが高い対象者で得られやすい可能性がある．2 つ目に，多因子介入の内容や頻度も重要である．多因子介入は集中的に行われるべきであり，単なるアドバイスだけではなく，グループセッションや個別指導など様々な方法を用いた面談やコーチングを含める必要がある．最後に，介入の効果を評価するためのアウトカムの選択も重要である．認知症の発症をアウトカムとすることが望ましいが，特に健常高齢者を対象とする場合には，大規模なサンプル

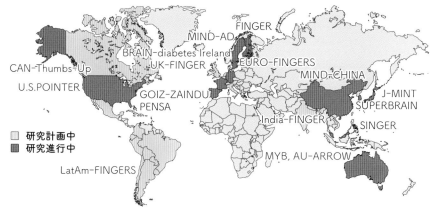

Developed by the FINGERS Brain Health Institute. Created with mapchart. neto

図6 World Wide-FINGERS ネットワーク(Kivipelto M, et al. Alzheimers Dement. 2020; 16: 1078–94[59]) より一部改変)

サイズと長期的な追跡期間が必要となり現実的ではない．そのため，現在では，いくつか認知ドメインを組み合わせたコンポジットスコアを用いて認知機能の変化を捉えることが有用であると考えられている．

　また，FINGER 研究の結果をうけて，ライフスタイルや文化的背景の異なる様々な国においても，認知症予防のための多因子介入試験が開始されている．2017 年7 月には World Wide-FINGERS（WW-FINGERS）ネットワークが発足し，2019 年時点で 25 カ国以上 **図6** [59)]，2023 年 1 月現在では低・中所得国を含む 40 カ国以上が参加する全世界的な認知症予防の活動に進展している．WW-FINGERS ネットワークは，世界の多因子介入試験を支援，方法を調和（harmonization)，また経験やデータを共有することを目指している．研究方法を調和し，データの共有を行うことで，研究間の共同解析や比較が可能となり，多因子介入による認知症予防の新たなエビデンスの創出が期待される．一方で，WW-FINGERS ネットワークでは，単に FINGER 研究の介入を様々な国々で再現するのではなく，様々な地理的，文化的，経済的背景に適応，最適化することで全世界の認知機能低下と認知症のリスクを低減することを目指している．

文献
1) Sofi F, Valecchi D, Bacci D, et al. Physical activity and risk of cognitive decline: A meta-analysis of prospective studies. J Intern Med. 2011; 269: 107-17.
2) Hamer M, Chida Y. Physical activity and risk of neurodegenerative disease: A systematic

review of prospective evidence. Psychol Med. 2009; 39: 3-11.

3） Lee J. The Relationship between physical activity and dementia: A systematic review and meta-analysis of prospective cohort studies. J Gerontol Nurs. 2018; 44: 22-9.

4） WHO ガイドライン『認知機能低下および認知症リスク低減』邦訳検討委員会. 認知機能低下および認知症のリスク低減 WHO ガイドライン. 2020.

5） Northey JM, Cherbuin N, Pumpa KL, et al. Exercise interventions for cognitive function in adults older than 50: a systematic review with meta-analysis. Br J Sports Med. 2018; 52: 154-60.

6） Suzuki T, Shimada H, Makizako H, et al. A randomized controlled trial of multicomponent exercise in older adults with mild cognitive impairment. PLoS One. 2013; 8: e61483.

7） Scarmeas N, Anastasiou CA, Yannakoulia M. Nutrition and prevention of cognitive impairment. Lancet Neurol. 2018; 17: 1006-15.

8） Singh B, Parsaik AK, Mielke MM, et al. Association of mediterranean diet with mild cognitive impairment and Alzheimer's disease: A systematic review and meta-analysis. J Alzheimers Dis. 2014; 39: 271-82.

9） Ozawa M, Ninomiya T, Ohara T, et al. Dietary patterns and risk of dementia in an elderly Japanese population: The Hisayama Study. Am J Clin Nutr. 2013; 97: 1076-82.

10） Otsuka R, Nishita Y, Tange C, et al. Dietary diversity decreases the risk of cognitive decline among Japanese older adults. Geriatr Gerontol Int. 2017; 17: 937-44.

11） Ma F, Wu T, Zhao J, et al. Folic acid supplementation improves cognitive function by reducing the levels of peripheral inflammatory cytokines in elderly Chinese subjects with MCI. Sci Rep. 2016; 6: 37486.

12） Lee LK, Shahar S, Chin AV, et al. Docosahexaenoic acid-concentrated fish oil supplementation in subjects with mild cognitive impairment（MCI）: A 12-month randomised, double-blind, placebo-controlled trial. Psychopharmacology（Berl）. 2013; 225: 605-12.

13） Kuiper JS, Zuidersma M, Oude Voshaar RC, et al. Social relationships and risk of dementia: A systematic review and meta-analysis of longitudinal cohort studies. Ageing Res Rev. 2015; 22: 39-57.

14） Rafnsson SB, Maharani A, Tampubolon G. Social contact mode and 15-year episodic memory trajectories in older adults with and without hearing loss: Findings from the English Longitudinal Study of Ageing. J Gerontol B Psychol Sci Soc Sci. 2022; 77: 10-7.

15） Dodge HH, Zhu J, Mattek N, et al. Web-enabled conversational interactions as a means to improve cognitive functions: Results of a 6-week randomized controlled trial. Alzheimers Dement. 2015; 1: 1-12.

16） Gómez-Soria I, Peralta-Marrupe P, Calatayud-Sanz E, et al. Efficacy of cognitive intervention programs in amnesic mild cognitive impairment: A systematic review. Arch Gerontol Geriatr. 2021; 94: 104332.

17） Sherman DS, Durbin KA, Ross DM. Meta-analysis of memory-focused training and multi-domain interventions in mild cognitive impairment. J Alzheimers Dis. 2020; 76: 399-421.

18） Wang YY, Yang L, Zhang J, et al. The effect of cognitive intervention on cognitive function in older adults with Alzheimer's disease: A systematic review and meta-analysis. Neuropsychol Rev. 2022; 32: 247-73.

19） Krell-Roesch J, Vemuri P, Pink A, et al. Association between mentally stimulating activities in late life and the outcome of incident mild cognitive impairment, with an analysis of the APOE ε4 genotype. JAMA Neurol. 2017; 74: 332-8.

JCOPY 498-22952

20) Doi T, Verghese J, Makizako H, et al. Effects of cognitive leisure activity on cognition in mild cognitive impairment: Results of a randomized controlled trial. J Am Med Dir Assoc. 2017; 18: 686-91.

21) Mahendran R, Gandhi M, Moorakonda RB, et al. Art therapy is associated with sustained improvement in cognitive function in the elderly with mild neurocognitive disorder: Findings from a pilot randomized controlled trial for art therapy and music reminiscence activity versus usual care. Trials. 2018; 19: 615.

22) Zhao J, Li H, Lin R, et al. Effects of creative expression therapy for older adults with mild cognitive impairment at risk of Alzheimer's disease: a randomized controlled clinical trial. Clin Interv Aging. 2018; 13: 1313-20.

23) Kloppenborg RP, van den Berg E, Kappelle LJ, et al. Diabetes and other vascular risk factors for dementia: which factor matters most? A systematic review. Eur J Pharmacol. 2008; 585: 97-108.

24) Chang-Quan H, Hui W, et al. The association of antihypertensive medication use with risk of cognitive decline and dementia: A meta-analysis of longitudinal studies. Int J Clin Pract. 2011; 65: 1295-305.

25) Peters R, Peters J, Booth A, et al. Trajectory of blood pressure, body mass index, cholesterol and incident dementia: Systematic review. Br J Psychiatr. 2020; 216: 16-28.

26) van Dalen JW, Brayne C, Crane PK, et al. Association of systolic blood pressure with dementia risk and the role of age, U-shaped associations, and mortality. JAMA Intern Med. 2022; 182: 142-52.

27) Matsumoto A, Satoh M, Kikuya M, et al. Day-to-day variability in home blood pressure is associated with cognitive decline: The Ohasama study. Hypertension. 2014; 63: 1333-8.

28) Oishi E, Ohara T, Sakata S, et al. Day-to-day blood pressure variability and risk of dementia in a general Japanese elderly population: The Hisayama study. Circulation. 2017; 136: 516-25.

29) Anstey KJ, Ashby-Mitchell K, Peters R. Updating the evidence on the association between serum cholesterol and risk of late-life dementia: Review and meta-analysis. J Alzheimers Dis. 2017; 56: 215-28.

30) Larsson SC, Markus HS. Does treating vascular risk factors prevent dementia and Alzheimer's disease? A systematic review and meta-analysis. J Alzheimers Dis. 2018; 64: 657-68.

31) Poly TN, Islam MM, Walther BA, et al. Association between use of statin and risk of dementia: A meta-analysis of observational studies. Neuroepidemiology. 2020; 54: 214-26.

32) Peters R, Xu Y, Antikainen R, et al. Evaluation of high cholesterol and risk of dementia and cognitive decline in older adults using individual patient meta-analysis. Dement Geriatr Cogn Disord. 2021; 50: 318-25.

33) Kivimäki M, Luukkonen R, Batty GD, et al. Body mass index and risk of dementia: Analysis of individual-level data from 1.3 million individuals. Alzheimers Dement. 2018; 14: 601-9.

34) Singh-Manoux A, Dugravot A, Shipley M, et al. Obesity trajectories and risk of dementia: 28 years of follow-up in the Whitehall II study. Alzheimers Dement. 2018; 14: 178-86.

35) Park S, Jeon SM, Jung SY, et al. Effect of late-life weight change on dementia incidence: A 10-year cohort study using claim data in Korea. BMJ Open. 2019; 9: e021739.

36) Power BD, Alfonso H, Flicker L, et al. Changes in body mass in later life and incident dementia. International Psychogeriatrics. 2013; 25: 467-78.

37) Cheng G, Huang C, Deng H, et al. Diabetes as a risk factor for dementia and mild cognitive

impairment: a meta-analysis of longitudinal studies. Intern Med J. 2012; 42: 484-91.

38) Koekkoek PS, Kappelle LJ, van den Berg E, et al. Cognitive function in patients with diabetes mellitus: guidance for daily care. Lancet Neurol. 2015; 14: 329-40.

39) Tuligenga RH. Intensive glycaemic control and cognitive decline in patients with type 2 diabetes: a meta-analysis. Endocr Connect. 2015; 4: R16-24.

40) Ilomaki J, Jokanovic N, Tan EC, et al. Alcohol consumption, dementia and cognitive decline: An overview of systematic reviews. Curr Clin Pharmacol. 2015; 10: 204-12.

41) Sabia S, Fayosse A, Dumurgier J, et al. Alcohol consumption and risk of dementia: 23 year follow-up of Whitehall II cohort study. BMJ. 2018; 362: k2927.

42) Xu W, Wang H, Wan Y, et al. Alcohol consumption and dementia risk: A dose-response meta-analysis of prospective studies. Eur J Epidemiol. 2017; 32: 31-42.

43) Topiwala A, Allan CL, Valkanova V, et al. Moderate alcohol consumption as risk factor for adverse brain outcomes and cognitive decline: longitudinal cohort study. BMJ. 2017; 357: j2353.

44) Koch M, Fitzpatrick AL, Rapp SR, et al. Alcohol consumption and risk of dementia and cognitive decline among older adults with or without mild cognitive impairment. JAMA Netw Open. 2019; 2: e1910319.

45) Lao Y, Hou L, Li J, et al. Association between alcohol intake, mild cognitive impairment and progression to dementia: a dose-response meta-analysis. Aging Clin Exp Res. 2021; 33: 1175-85.

46) Zhong G, Wang Y, Zhang Y, et al. Smoking is associated with an increased risk of dementia: A meta-analysis of prospective cohort studies with investigation of potential effect modifiers. PLoS One. 2015; 10: e0118333.

47) Ohara T, Ninomiya T, Hata J, et al. Midlife and late-life smoking and risk of dementia in the community: The Hisayama study. J Am Geriatr Soc. 2015; 63: 2332-9.

48) Livingston G, Sommerlad A, Orgeta V, et al. Dementia prevention, intervention, and care. Lancet. 2017; 390: 2673-734.

49) Amieva H, Ouvrard C, Meillon C, et al. Death, depression, disability, and dementia associated with self-reported hearing problems: A 25-year study. J Gerontol A Biol Sci Med Sci. 2018; 73: 1383-9.

50) Ray J, Popli G, Fell G. Association of cognition and age-related hearing impairment in the english longitudinal study of ageing. JAMA Otolaryngol Head Neck Surg. 2018; 144: 876-82.

51) Lin FR, Albert M. Hearing loss and dementia - who is listening? Aging Ment Health. 2014; 18: 671-3.

52) Ngandu T, Lehtisalo J, Solomon A, et al. A 2 year multidomain intervention of diet, exercise, cognitive training, and vascular risk monitoring versus control to prevent cognitive decline in at-risk elderly people (FINGER) : A randomised controlled trial. Lancet. 2015; 385: 2255-63.

53) Rosenberg A, Ngandu T, Rusanen M, et al. Multidomain lifestyle intervention benefits a large elderly population at risk for cognitive decline and dementia regardless of baseline characteristics: The FINGER trial. Alzheimers Dement. 2018; 14: 263-270.

54) Solomon A, Turunen H, Ngandu T, et al. Effect of the apolipoprotein E genotype on cognitive change during a multidomain lifestyle intervention: A subgroup analysis of a randomized clinical trial. JAMA Neurol. 2018; 75: 462-70.

55) Ngandu T, Lehtisalo J, Korkki S, et al. The effect of adherence on cognition in a multidomain

JCOPY 498-22952

lifestyle intervention（FINGER）. Alzheimers Dement. 2022; 18: 1325-34.
56) Moll van Charante EP, Richard E, Eurelings LS, et al. Effectiveness of a 6-year multidomain vascular care intervention to prevent dementia（preDIVA）: A cluster-randomised controlled trial. Lancet. 2016; 388: 797-805.
57) Andrieu S, Guyonnet S, Coley N, et al. Effect of long-term omega 3 polyunsaturated fatty acid supplementation with or without multidomain intervention on cognitive function in elderly adults with memory complaints（MAPT）: A randomised, placebo-controlled trial. Lancet Neurol. 2017; 16: 377-89.
58) Rosenberg A, Mangialasche F, Ngandu T, et al. Multidomain interventions to prevent cognitive impairment, Alzheimer's disease, and dementia: From FINGER to World-Wide FINGERS. J Prev Alzheimers Dis. 2020; 7: 29-36.
59) Kivipelto M, Mangialasche F, Snyder HM, et al. World-Wide FINGERS Network: A global approach to risk reduction and prevention of dementia. Alzheimers Dement. 2020; 16: 1078-94.

〈杉本大貴，櫻井　孝〉

第7章 軽度認知障害（MCI）への診断後支援

Essence

❶ 告知においては軽度認知障害（MCI）という病態を正しく理解してもらう.

❷ 生活習慣病への適切な対応が認知症予防につながることを理解してもらう.

❸ 日々の生活習慣が認知症発症に関与しており，その生活習慣の改善が認知症予防につながること正しく伝える. 予防法については科学的エビデンスのあるものをできる限り紹介する.

❹ MCI は自動車運転が可能であり，末永く安全運転ができるよう認知症予防のアドバイスをすることが望まれる.

❺ 成年後見制度について紹介をし，特に MCI レベルでは任意後見制度の対象であり，内容の紹介などをすべきである.

❻ MCI は放置すれば認知症に移行する可能性が高く経過観察について積極的にアドバイスすべきである.

　軽度認知障害（mild cognitive impairment: MCI）と診断された後，日本ではMCI が病気とみなされていないため薬物治療の対象とならない. 今後疾患修飾薬が市販されると，MCI も薬物治療の対象となる可能性はあるが現状はまだ対象ではない. そのため，MCI と診断された後，何も対応がされないということが多い. 本稿では MCI と診断した際の告知と，その後の望ましいマネジメントについて述べる.

 病状告知の際の注意点

　MCI と診断した際には，まず認知症ではないが正常な状態でもないこと[1]を正しく伝える必要がある. MCI は日本語では軽度認知障害というネーミングなため軽度の認知症と誤解をされる人が多い. 正しく認知症ではないことを，まずは理解し

JCOPY 498-22952

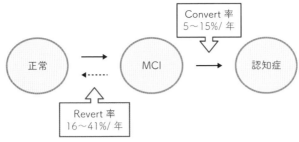

図1 MCI は可逆的な状態（Mitchell AJ, et al. Acta Psychiatr Scand. 2009; 119: 252-65. Roberts R, et al. Clin Geriatr Med. 2013; 29: 753-72）

てもらうことが重要である。次に MCI は放置しておくと認知症になる可能性が高いこと，しかし予防的アプローチを行えば正常に復帰したり，MCI に留まっておくことができる可逆的状態であること **図1** [2)] を伝えることが重要である。

以下の項で述べる様々な予防的アプローチをアドバイスすることが求められる。

CQ 7-2 生活習慣病対策はどのようにすればよいか？

生活習慣病の中でも高血圧，糖尿病，脂質異常症の認知機能に与える影響が報告されている[3,4)]。これらの病気をもっているだけで認知症になりやすいわけではなく，コントロールが不良であるとなりやすい。これらの疾患を有している MCI であれば，これらの疾患のコントロールを厳重に行うべきであり，そのことをしっかりと伝えて理解を得ることが求められる。

CQ 7-3 その他の生活習慣に関わる対策にはどのようなものがあるか？

▶ 禁煙

喫煙は認知症のリスクとなることが報告されている[5)]。慢性呼吸性肺疾患（chronic obstructive pulmonary disease: COPD）は途中から禁煙してもリスクは軽減されないが，認知症の場合は軽減されるので禁煙を推奨すべきである。

▶ 睡眠

睡眠とアルツハイマー型認知症の発症の関連が報告されている[6)]。アルツハイマー型認知症の原因蛋白とされるアミロイド β 蛋白が睡眠中に除去されている。そのため，睡眠時間が短い方や睡眠の質が悪い方はアミロイド β 蛋白が徐々に蓄積さ

れていき，アルツハイマー型認知症を発症しやすいと考えられる．適切な睡眠への
アドバイスが必要となる．

　また，過度の昼寝は認知機能に悪影響を与えることが報告されている[7]．昼寝30
分以内がよいとされており，長くても1時間以内にすることが推奨されている．1
時間以上昼寝をすると夜間の良好な睡眠を阻害すると考えてられる．

　睡眠のアドバイスとしては，生活リズムを整えることが第1である．高齢者で
は，「昼間何も活動をせずうとうとして寝てしまう，そして夜はねむれずごそごそし
ている」という方が多い．朝は規則正しく起床し，昼間は外へ散歩に出て運動をし
たり，家の中でも知的活動を行い，心身共に適度な疲れを得ることが重要である．
そのような生活指導をしても，眠れない場合には睡眠薬の投与も検討するが，その
際には日内リズムを整えるような薬剤の投与が望まれる．具体的にはスポレキサン
ト（ベルソムラ®），ラメルテオン（ロゼレム®）などが推奨される．後述するアロ
マセラピーも睡眠によい影響を与えることが知られている．

▶ 食事や食品について

　食事では地中海食が認知症予防に効果があると報告されている[8]．地中海食は，
野菜や果物にオリーブオイルを使用するものである．これらにより，認知機能の改
善やアミロイドβ蛋白の蓄積を防ぐ効果が示されている．マインド食というのもあ
るが，これは地中海食にダッシュ食（高血圧を防ぐ）加えたものである．

　日本食も塩分を控えめにすれば，元来脂質異常症や糖尿病にはよいと考えられて
いたので推奨される．WHOは健康的でバランスのとれた食事とは，1日あたり最
低400gの野菜と果物を含み，糖類と脂肪類を抑え，食塩を1日5g未満に控えた
食事と定義している．そして，そのようなバランスのとれた食事の摂取を強く推奨
している．

　個々の食品では，様々なものが認知症予防効果があると報告されている．野菜や
果物，青魚，コーヒーや緑茶，赤ワインなどがある．アルコールの過剰摂取はリス
クを高めるとされ控えることが推奨される．WHOはMCIへの効果は認めていな
いとして条件付き推奨としている．栄養には成分の不足はよくないが過剰もよくな
いので，現状ではバランスのとれた食事を推奨すべきと考える．

　サプリメントも多く世の中に氾濫している．一般社団法人日本認知症予防学会で
はエビデンス認定委員会を作り各種予防法やサプリメントのエビデンス認定を行っ
ている 表1 ．サプリメントについて相談を受けたら，本学会のエビデンスグレー
ドを参考にして推奨いただきたい．

表1 日本認知症予防学会のエビデンス認定グレード

＜学会からの認定グレード＞　2017年9月決定		判定例
◆グレード特A	多施設前向き・プラセボ対照・盲検研究，同時複数アーム，多数例など	確かな効果あり
◆グレードA	多施設前向き・対照 open 研究（Cross-over 法，Values-Based Practice 法など）	効果有り
◆グレードB	1施設前向き・対照 open 研究，多施設後向き対照研究解析	効果の可能性あり
◆グレードC	1施設前向き open 研究（対照を置かない研究），複数他レポート review のみ	効果可能性がありうる
◆グレードD	提出資料が不十分のため判定できず保留，1施設後向き少数研究など	追加資料提出が必要
◆グレードE	認知症予防効果は認められない	効果は認められない

▶ 運動

　運動は認知症予防に有効とする多くの報告がある[9]．運動により brain derived neurotrophic factor（BDNF）とよばれる神経栄養因子が増え，弱っている神経細胞を活性化するとされている[10]．有酸素運動がよいといわれているが，高齢者の場合には有酸素運動のやりすぎは筋力低下につながるといわれている．有酸素運動の目安は散歩であれば6,000〜7,000歩くらいである．高齢者には有酸素運動と筋力運動をバランスよく行うことをお勧めする．筋力運動は筋力の低下を防止するために重要である．高齢者は加齢と共に筋力が低下してくるので，筋力運動をすることが求められる．筋力があると転倒しそうになった際に，ふんばることができ転倒防止に役立つ．また，ストレッチ運動も必要である．ストレッチ運動を行うと身体の柔軟性がえられ，転倒しても骨折を防ぐ可能性が期待される．転倒骨折による入院加療により，認知機能が悪化することはよくみられる．休憩を適度にとって水分補給も必ず行っていただきたい．推奨される運動メニューを **図2** に示す．

▶ 知的活動

　知的活動とは頭を使って指を動かす活動をいう．歩行と同様に指先を動かすというのは人間に特有の機能である．知的活動の具体例として手軽に行えるものとしては，クロスワードパズル，数独（ナンバープレイス），間違い探しなどがある．趣味的なものとしては，編み物や縫物などもよい．近年 DIY（do it yourself）といわれ自分で物を作ることも推奨される **図3**．

　囲碁，将棋，麻雀などは頭を使って指先を動かすゲームであり，知的活動に該当する．ただ，勝負事はもの忘れが起こってくると負けることが増えてくる．ゲーム

有酸素運動　　　　　　水分補給　　　　　　筋力運動　　　　　ストレッチ

図2 認知症予防に良い運動

クロスワードパズル　　　　囲碁, 将棋　　　　物作り（DIY）

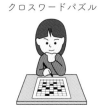 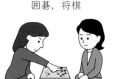 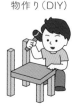

図3 認知症予防に良い知的活動

をやっていて負けてばかりになると楽しくない．認知症予防には楽しく行うということが重要である．楽しくないのに，無理をして行うとストレスをためることになってしまう．無趣味な方には，できるだけ楽しくできる知的活動を見つけるよう支援する．

▶ **コミュニケーション**

　社会的孤立が修正可能な危険因子4％を占めると報告されている[11]．いろいろな人とかかわりをもつことの重要性を指摘するものであるが，その中でも会話をすることが重要と考えられる．独居で1日中誰とも会話をすることなく過ごすことは最もよくない．出不精にならず外出をして，様々な刺激を受け，いろいろな方と会話する機会を多くつくることをお勧めする．

▶ **アロマセラピー**

　アルツハイマー型認知症の予防にアロマセラピーが有効であるとする報告がある[12,13]．アルツハイマー型認知症は嗅神経から神経変性が始まり，それが海馬に及んで記憶障害が出現すると考えられている．このため初期に起こる嗅覚機能障害に対してアロマの香りで嗅覚神経を刺激して神経変性が海馬に及ぶのを防ぐということである[14]．どんな香りでもよいわけではなく昼用アロマとしてはローズマリーカ

JCOPY 498-22952

ンファーとレモンのブレンド，夜用アロマは真正ラベンダーとスイートオレンジのブレンドである．昼用アロマの使い方はアロマペンダントがお勧めである．昼間は同じ場所に留まることなく移動するので，首にぶら下げることのできるアロマペンダントが有用である．夜用アロマは，アロマディフューザー（芳香器）がお勧めである．現在このブレンドのアロマオイルがたくさん販売されているので注意が必要である．著者が推奨するアロマオイルは無農薬で栽培した植物から抽出した天然のオイルである．しかし，多くの商品が化学合成したアロマオイルである．短期間の使用であれば問題ないかもしれないが，長期間の使用が必要となる認知症予防においては推奨できない．現在推奨できるアロマオイルとして浦上式アロマオイルがある．

▶ 認知症予防教室への勧め

上記で述べた様々予防対策があるが，ひとりでやっているとなかなか長続きをしない三日坊主になってしまいがちである．仲間と一緒に行うと楽しいし，くじけそうな時に声掛けをしあって頑張ることができる．鳥取県琴浦町では平成16（2004）年からMCI向けの認知症予防教室を行い成果を得ている．琴浦町の認知症予防教室では週1回2時間，地域の公民館あるいは集会所などで運動，知的活動，コミュニケーションの3つを柱とした内容で実施している．認知症予防教室を行っている場所であれば紹介するのもお勧めである．鳥取県では，琴浦町での認知症予防教室で成果が得られているため，鳥取県と日本財団の共同プロジェクトとして鳥取県伯耆町をフィールドして「とっとり方式認知症予防プログラムの開発研究と普及」をテーマとして実施した[15]．取り組み内容の根幹は琴浦町で実施してきた内容で，それをさらにブラッシュアップしたプログラムを作成した 図4 ．その結果，認知症予防の科学的エビデンスを得ることができ，現在鳥取県内全域へと普及中である．また，鳥取県内のみならず全国から問い合わせがあり，全国的にも注目をされている．MCIを早期発見して予防対策を行う取り組みは重要と考える．

CQ 7-4　自動車運転についてどのようにアドバイスすればよいか？

認知症にすでに罹患して危険運転をされている方は即座に免許を返納し，車の運転をやめるようアドバイスすべきである．現在の改正道路交通法では，認知症と診断された人は車の運転をしてはいけないと決められていることは適切に説明をする必要がある．MCIは，まだ認知症になっていないので運転は禁止されていないが，

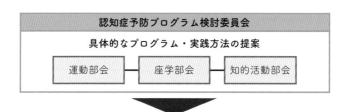

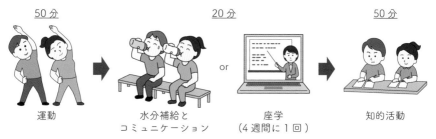

図4 とっとり方式認知症予防プログラム

6カ月ごとに書類を提出することが求められる．MCIの人で危険運転をされないようであれば，運転の継続が望ましいと考える．認知症予防で運転脳を鍛えて末長く安全運転をしていただけることが望ましい[16]．ただ，運転には認知機能ではなく，動体視力，反射神経など様々な要素が影響する．それらの要素に支障がなければ運転できる可能性がある．最近の論文の中には，運転することが認知症予防効果をもつことも報告されている[17]．運転をやめることにより行動範囲が減り社会的交流が減少するので理にかなっていると考える．

CQ 7-5 成年後見制度についての情報提供は？

成年後見制度があることも伝える必要がある．成年後見制度には任意後見，法定後見の2種類があり，また法定後見の中に後見，保佐，補助の3つの区分がある．MCIレベルであれば任意後見に該当し，任意後見についての説明や紹介をしておく必要がある．任意後見は現時点では後見の必要はないが，将来認知症になった際の希望を叶えるためのものである．MCIであれば現状は成年後見制度の補助，保佐，後見には該当しない．今後認知症に進行した場合に備えての知識としては知っておいてもらった方がよいと考える．

MCI と診断後の経過観察

経過観察の必要性を的確に伝えておく必要がある．自動車運転の免許更新の際には MCI であれば半年に 1 回の診断書の提出が求められる．自動車運転の免許更新が関係ない方は，そのままになってしまうこともある．著者は「1 年後には必ず診察させてください．もし変化があったら 1 年を待たずに受診してください」とお話しするようにしている．紹介頂いた場合は，主治医に返信で必ずそのような内容「約 1 年後には可能であれば経過を診させてください」を記載するようにしている．

まとめ

MCI と診断した後のマネジメントについて概説した．疾患修飾薬が発売されても，薬物治療だけではなく本稿で述べたマネジメントは大事であり，MCI 診断後支援を適切に行って欲しい．

今後日本認知症予防学会としても MCI 診断後支援のエビデンスを高めていく必要があると考えている．

文献

1) Petersen RC. Clinical practice. mild cognitive impairment. N Engl J Med. 2011; 364: 2227-34.
2) Urakami K. Prevention of dementia. Psychogeriatrics. 2007: 7: 93-7.
3) Walker KA, Power MC, Gottesman RF. Defining the relationship between hypertension, cognitive decline, and dementia: A review. Curr Hypertens Rep. 2017; 19: 24.
4) Biessels GJ, Despa F. Cognitive decline and dementia in diabetes mellitus: mechanisms and clinical implications. Nat Rev Endocrinol. 2018; 14: 591-604.
5) Durazzo TC, Mattsson N, Weiner MW; Alzheimer's Disease Neuroimaging Initiative. Smoking and increased Alzheimer's disease risk: A review of potential mechanisms. Alzheimers Dement. 2014; 10 (suppl): S12.
6) Cipriani G, Lucetti C, Danti S, et al. Sleep disturbances and dementia. Psychogeriatrics. 2015; 15: 65-74.
7) Boeve A, Ferman TJ, Aakre J, et al. Excessive daytime sleepiness in major dementia syndromes. Am J Alzheimers Dis Other Demen. 2019; 34: 261-4.
8) Petersson SD, Philippou E. Mediterranean diet, cognitive function, and dementia: A systematic review of the evidence1-3. Adv Nutr. 2016; 7: 889-904.
9) Alty J, Farrow M, Lawler K. Exercise and dementia prevention. Pract Neurol. 2020; 20: 234-40.
10) Huang T, Larsen KT, Ried-Larsen M, et al. The effects of physical activity and exercise on brain-derived neurotrophic factor in healthy humans: A review. Scand J Med Sci Sports. 2014; 24: 1-10.
11) Livingston G, Huntley J, Sommerlad A, et al. Dementia prevention, intervention, and care: 2020 report of the Lancet commission. 2020: 396: 413-46.

12) Urakami K. Dementia prevention and aromatherapy in Japan. Yonago Acta medica. 2022; 65: 184-90.

13) Jimbo D, Kimura Y, Taniguchi M, et al. Effect of aromatherapy on patients with Alzheimer's disease. Psychogeriatrics. 2009; 9: 173-9.

14) Okuda M, Fujita Y, Takada-Takatori Y, et al. Aromatherapy improves cognitive dysfunction in senescence-accelerated mouse prone 8 by reducing the level of amyloid beta and tau phosphorylation. PLoS One. 2020; 14: 1-13.

15) Kouzuki M, Kato T, Wada-Isoe K, et al. A program of exercise, brain training, and lecture to prevent cognitive decline. Ann Clin Trans Neurol. 2020; 7: 318-28.

16) 浦上克哉. 認知症予防で運転脳を鍛える. 東京: JAF メディアワークス; 2022.

17) Shimada H, Makizako H, Lee S, et al. Lifestyle activities and the risk of dementia in older Japanese adults. Geriatr Gerontol Int. 2018; 18: 1491-6.

〈浦上克哉〉

第 **8** 章 軽度認知障害（MCI）に対する地域での取り組み

KEY WORDS **軽度認知障害（MCI），高齢者，運動，身体活動，認知活動，社会参加，アプリケーション，スマートフォン，介護予防**

Essence

❶ 地域における認知症予防の取り組みとして，介護予防・日常生活支援総合事業（総合事業）が実施されており，その取り組みを充実していく必要がある.

❷ 身体活動の向上は MCI 高齢者の認知機能向上に有効であり，有酸素運動，筋力トレーニング，二重課題運動などの多様な内容の運動を実施することが望ましい.

❸ コンピュータを用いた認知トレーニングの効果は，MCI 高齢者の認知機能向上に対して一定した見解に至っていない.

❹ 社会参加は認知機能の向上に潜在的な効果をもつが，介入研究によって効果を検証する必要がある.

❺ 多因子介入は認知機能向上に有意な効果をもつが，介入方法によっては有効でない場合もあるため介入内容を精査していく必要がある.

❻ ICT を活用した介入の効果検証が進んでおり，大規模集団を対象とした一つの介入方法として期待される.

MCI に対して地域でどのような取り組みがなされているか？

　高齢者の介護予防のために介護予防・日常生活支援総合事業（総合事業）が実施され，市町村が中心となって，地域の実情に応じて住民などの多様な主体が参画してサービスを充実することにより，地域の支え合いの体制づくりを推進し，要支援者等に対する効果的かつ効率的な介護予防支援が推進されている．総合事業には要介護認定の非該当者を対象とする介護予防・生活支援サービス事業，一般介護予防事業と，要支援者を対象とした介護予防サービス，地域密着型介護予防サービスが

JCOPY 498-22952

実施されている.

　サービスの受給のためには在宅介護支援センターなどの市町村窓口に相談して，基本チェックリスト 表1 にて状態を確認した後に，状態に応じた適切なサービス計画が検討される 図1 .

　総合事業における認知症予防に関する取り組みは，介護予防・生活支援サービス事業の中で実施され，例えば通所サービスの中でデイサービスセンターやフィットネスクラブなどにおいて運動やその他の活動促進のためのプログラムが提供される．ただし，このプログラムは原則 3 カ月間とされ，認知症予防に特化しているわけではない．また，一般介護予防事業としては通いの場での住民主体の活動が推進されているが，月に 1 回程度の実施頻度の通いの場が多く，認知症予防に取り組んでいない通いの場も多いなど課題は残されている.

CQ 8-2　身体活動は MCI の認知機能向上に有効か？

　軽度認知障害（mild cognitive impairment: MCI）に対する介入研究の知見においては，有酸素運動ないし身体活動促進を実施したものや筋力増強トレーニングを用いた介入研究がいくつか報告されている．MCI 高齢者を対象に有酸素運動ないし身体活動促進を介入として実施した研究では，全体的な認知機能[1-3]，言語機能[3,4]，記憶[1,2]，遂行機能[4]に効果を報告したものがある一方で，限局的な効果もしくは効果が認めらなかった報告[5-7]もある．筋力トレーニングを介入に用いた報告をみると，記憶[8-10]，遂行機能[8,9]，全体的な認知機能[9]に一定の効果が認められたと報告された．さらに，介入内容に運動や身体活動の促進に加え，他の要素を組み込んだ複合的プログラムの効果検証も MCI 高齢者を対象になされてきた．我々の研究グループでは，有酸素運動，二重課題を用いた運動（コグニサイズ）に加え，運動の習慣化を促す行動変容プログラムを取り入れた複合的運動プログラムの効果検証を，MCI 高齢者 100 名を対象に実施した（介入頻度: 2 回/週，時間: 90 分/回）[1,3]．その結果，全体的な認知機能(MMSE: Mini-Mental State Examination)，Verbal Fluency 検査，記憶検査（WMS-R logical memory）への効果，脳萎縮に対する維持・改善効果が認められた[1,3]．この検証をふまえ，同プログラムを週に 1 回の実施頻度でも実施できるように改良し，MCI 高齢者 308 名を対象に効果検証を行った結果，前述の検証と同様に全体的な認知機能（MMSE），Verbal Fluency，記憶（WMS-R logical memory）に対して有意な効果が認められた[11]．

　また，MCI を有する高齢者に対する運動の効果を検討したシステマティックレ

JCOPY 498-22952

表1 基本チェックリストの項目

No.	質問項目	回答 （いずれかに○を お付け下さい）		
1	バスや電車で1人で外出していますか	0. はい	1. いいえ	
2	日用品の買い物をしていますか	0. はい	1. いいえ	
3	預貯金の出し入れをしていますか	0. はい	1. いいえ	
4	友人の家を訪ねていますか	0. はい	1. いいえ	
5	家族や友人の相談にのっていますか	0. はい	1. いいえ	
6	階段を手すりや壁をつたわらずに昇っていますか	0. はい	1. いいえ	運動
7	椅子に座った状態から何もつかまらずに立ち上がっていますか	0. はい	1. いいえ	
8	15分くらい続けて歩いていますか	0. はい	1. いいえ	
9	この1年間に転んだことがありますか	1. はい	0. いいえ	
10	転倒に対する不安は大きいですか	1. はい	0. いいえ	
11	6カ月間で2～3kg以上の体重減少がありましたか	1. はい	0. いいえ	栄養
12	身長　　　cm　体重　　　kg（BMI＝　　　）（注）			
13	半年前に比べて固いものが食べにくくなりましたか	1. はい	0. いいえ	口腔
14	お茶や汁物等でむせることがありますか	1. はい	0. いいえ	
15	口の渇きが気になりますか	1. はい	0. いいえ	
16	週に1回以上は外出していますか	0. はい	1. いいえ	閉じこもり
17	昨年と比べて外出の回数が減っていますか	1. はい	0. いいえ	
18	周りの人から「いつも同じことを聞く」などの物忘れがあるといわれますか	1. はい	0. いいえ	認知
19	自分で電話番号を調べて，電話をかけることをしていますか	0. はい	1. いいえ	
20	今日が何月何日かわからない時がありますか	1. はい	0. いいえ	
21	（ここ2週間）毎日の生活に充実感がない	1. はい	0. いいえ	うつ
22	（ここ2週間）これまで楽しんでやれていたことが楽しめなくなった	1. はい	0. いいえ	
23	（ここ2週間）以前は楽にできていたことが今ではおっくうに感じられる	1. はい	0. いいえ	
24	（ここ2週間）自分が役に立つ人間だと思えない	1. はい	0. いいえ	
25	（ここ2週間）わけもなく疲れたような感じがする	1. はい	0. いいえ	

（注）BMI（＝体重（kg）÷身長（m）÷身長（m））が18.5未満の場合に該当とする．

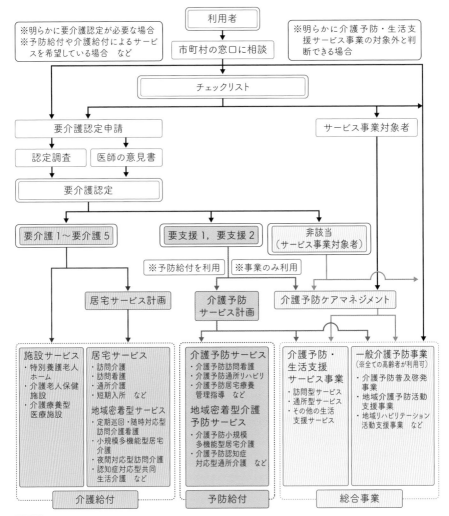

図1 総合事業利用の流れ

厚生労働省ホームページ（2023年2月確認）〈https://www.kaigokensaku.mhlw.go.jp/commentary/flow_synthesis.html〉

ビューによると，多くの研究で多様な認知機能に対する運動の効果が確認されている[12-16]．例えばHuangらは認知機能の各領域において運動の種類による効果の差を検証している．全般的認知機能では，有酸素運動，筋力トレーニング，複数の運動を組み合わせた多面的運動，マインド・ボディが有意な効果を示し，多面的運動

JCOPY 498-22952

が最も高い効果を示すことを明らかとした．実行機能では有酸素運動と多面的運動が有意な効果を示し，なかでも多面的運動が最も高い効果を示した．記憶については筋力トレーニングのみが有意な効果を認めた．このように認知機能の領域によって運動の種類で異なる効果を示すことが明らかとなり，運動処方をする場合には，目標とする認知機能に応じて運動内容を検討する必要性が示唆された[15]．

CQ 8-3 認知活動は MCI の認知機能向上に有効か？

396 名の MCI 高齢者の前向き観察研究によって，本や新聞を読む習慣がある高齢者はその習慣がない高齢者と比較して MCI から正常の認知機能に回復するオッズ比が有意に高く（オッズ比 Odds ratio（OR）: 1.54, 95％信頼区間 confidence interval（95％ CI）: 1.37-1.73），カルチャーレッスンを受講する者も回復のオッズ比が高いことが明らかにされた（OR 1.10, 95％ CI 1.04-1.15）[17]．

認知活動を介入として用いる場合には認知刺激，認知リハビリテーション，および認知トレーニングの 3 つの異なるアプローチがある．認知刺激および認知リハビリテーションに基づく介入は，認知症者に焦点を当てており，多くの場合，日常生活における特定の困難を克服し，一般的な生活の質を改善することを目的としている．一方，認知トレーニングは重大な認知障害のない者に適用できるため，MCI 高齢者に対する介入として利用される．認知トレーニングとは，理論に基づいたスキルと戦略を繰り返し実践することで認知機能の改善を目指すが，固有の認知トレーニングにはトランスファー効果があり，トレーニングされていない認知領域の機能向上も期待できる[18]．近年では情報通信技術（information and communication technology: ICT）や電子デバイスの発展に伴いコンピュータを用いた認知トレーニング（コンピュータゲーム，モバイルデバイスの利用，仮想空間など）が多く行われるようになってきている．

コンピュータを用いた認知トレーニングの効果を検証したシステマティックレビューは散見されるが，その結果は一定していない[19-27]．例えば，Zhang らは 55 歳以上の MCI 高齢者を対象とした研究のメタ解析で認知トレーニングにより全般的認知機能，記憶，ワーキングメモリに有意な効果が確認されたとしている[27]．一方，Gates らは，12 週間以上の介入に絞ったメタ解析においては，介入が認知症の予防や認知機能の改善に有効かどうかを判断することができないと結論づけられ，今後の質の高い研究の実施の必要性が示唆された[26]．

CQ 8-4 社会参加は MCI の認知機能向上に有効か？

　社会参加は，精神的刺激と戦略的思考の増加，およびシナプス密度と神経成長の改善により，MCI のリスクを低下させる可能性が指摘されている[28]．日本の 3 年間の追跡調査によって社会参加と認知機能低下との関連を検討した研究では，社会参加の増加は認知機能低下の抑制と関連することが女性においてのみ認められた[29]．また，中国，ガーナ，インド，メキシコ，ロシア，南アフリカの 50 歳以上の 32,715 名の成人を対象として，過去 12 カ月間の社会参加と MCI との関係を調べた結果，社会参加のレベルが高いほど MCI リスクの低下が認められた[30]．社会参加は個人の興味や社会背景によって実施内容が変化するために介入研究の計画が難しいが，今後，社会参加の導入による MCI 高齢者の認知機能向上に対する効果を検証する必要がある．

CQ 8-5 多因子介入は MCI の認知機能向上に有効か？

　ヨーロッパにおいて認知症予防を目的とした 3 つの大規模な多因子介入試験が実施された．2 年間の介入を実施した FINGER 研究は，認知症のリスクが高い高齢者の認知機能低下に対する介入の有意な効果を示した大規模な多施設ランダム化比較試験（randomized controlled trial: RCT）となる[31]．FINGER 試験には，60〜77 歳の高齢者 1,260 人が登録され，介入群または対照群にランダムに割り付けられた．介入はトレーニングを受けた専門家によって，個別のセッションとグループ活動の両方を通じて提供され，食事カウンセリング，運動，認知トレーニング，社会活動，医学的監視と管理が実施された．結果は，神経心理学的テストバッテリーの複合スコアによって測定された認知能力が対照群と比較して 25％の改善し，有意な効果が確認された．なお，介入のアドヒアランスが高く，ドロップアウト率は 12％と低かった．また，調査結果は対象者のベースラインの属性に関わらず有効性が認められ[32]，APOE ε4 キャリアは介入による明らかな効果があることが確認された[33]．

　3 年間の長期介入を実施した MAPT 試験は，多因子介入（認知トレーニングとカウンセリング）と栄養補助食品を組み合わせた大規模な RCT であり，70 歳以上の地域住民 1,680 人が登録された[34]．合計で 4 群が設定され，2 つの介入グループが，多因子介入（認知トレーニングとカウンセリング）のみか，多因子介入とオメガ 3 脂肪酸の組み合わせ介入を受けた．1 つの介入群はオメガ 3 脂肪酸の補給のみ

JCOPY 498-22952

を受け，もう1群はプラセボ群とされた．結果としては，一次アウトカムとした認知機能の複合スコアに有意な効果が認められなかったが，多因子介入を受けた両群を組み合わせた解析で効果が認められた[34]．

6年間の追跡を行ったPreDIVAは，70~78歳の高齢者3,526人を対象とした大規模かつ長期追跡研究である[35]．介入は，必要に応じて高血圧，脂質異常症，糖尿病の薬理学的治療の最適化，健康的なライフスタイルと危険因子の管理に関するアドバイスを看護師により提供した．結果としては，介入群と　対照群間で認知症の発生率に差は認められなかったが，介入を順守した未治療の高血圧患者で認知症の発生率の低下が観察された[35]．

これらの大規模な多因子介入研究をまとめたシステマティックレビューによると，認知症発症に関しての有意な効果は認められないが，認知機能の複合スコアにおいては，わずかではあるが有意な効果が認められている[36]．ただし，効果の認められない検査項目もあることと，効果が認められた介入内容に認知トレーニングが含まれており潜在的に学習効果を除外することができないといった制約があり，解釈を慎重にする必要があると結論づけられた[36]．

CQ 8-6 ICTの利活用は認知機能向上に有効か？

インターネットや携帯電話の普及が進んだ1990年代以降，情報社会や情報化社会の語や概念が広く用いられるようになり，スマートフォンなどの普及とともに移動通信システムが劇的な変化を遂げ，1980年代の第一世代から2020年代の第5世代（5G）の最大通信速度は10万倍となっている．この5Gの登場によって，あらゆるモノをインターネット接続して活用することが可能となる時代が到来した．内閣府からは，科学技術政策としてわが国が目指すべき未来社会の姿としてSociety 5.0を提案している．これは，狩猟社会（Society 1.0），農耕社会（Society 2.0），工業社会（Society 3.0），情報社会（Society 4.0）に続く，新たな社会を指すもので，仮想空間と現実空間を高度に融合させたシステムにより，経済発展と社会的課題の解決を両立するとされている．Society 5.0では，現実空間のセンサーからの膨大な情報が仮想空間に集積され，このビッグデータを人工知能（artificial intelligence: AI）が解析し，その解析結果が現実空間の人間にフィードバックし，これまでにはできなかった新たな価値が産業や社会にもたらされる．たとえば，交通としては好みに合わせた観光ルートの提供，交通渋滞の回避，自動運転支援などが想定され，生産・物流としては工場のロボット化，輸送トラックの効率化，ドロー

ンによる輸送などが想定される．医療や介護においては各個人のリアルタイムの生理計測データ，医療現場の情報，環境情報を含むビッグデータを AI で解析することにより，ロボットによる生活支援，リアルタイムの自動健康診断，整理・医療データの共有，医療・介護現場でのロボットによる支援ができるようになるとともに，医療費や介護費などの社会的コストの削減や医療現場などでの人手不足の問題を解決することが可能になると想定されている．限られた範囲ではあるが，すでに第 5 世代移動通信システムも稼働しており，2025 年にはシステムへの接続数が 12 億に達すると考えられている．このように IT インフラの整備は進んでいるが，現時点で医療や介護における活用は進んでいるとはいえない状況にある．特に高齢者は IT やその端末機器操作に慣れていない現状があり，技術があっても活用されないといった状況に陥る危険性もある．

　高齢者医療提供側では，internet of things（IoT）によるビッグデータの創出と AI によるビッグデータの解析が進められている．たとえばウェアラブルデバイスによって患者の日常生活での活動を正確にモニタリングすることが可能となり，得られた膨大なデータから AI によって予後予測を正確に行える可能性が見えてきている．また，医療画像データ解析，膨大な論文の網羅的解析，保健・医療・介護データの統合解析などのビッグデータ解析などが実施され，新しい医療の展開が図られようとしている．また，新型コロナウィルス感拡大を契機として，ICT を用いた遠隔診療が推進されているが，十分普及が進んでいるとはいえない現状にある．ただし，国策としてデータヘルス改革は進捗しており，とくに 1）ゲノム医療・AI 活用の推進，2）自身のデータを日常生活改善につなげるパーソナル・ヘルス・レコードの推進，3）医療・介護現場での情報活用の推進，4）データベースの効果的な利活用の推進について重点的な取り組みが進められている．

　このような社会背景のもと，認知症予防についても ICT を活用した対策が進められている．MCI 高齢者を対象として ICT を用いた介入のシステマティックレビューより，ICT を利用した認知介入は認知機能の向上に有意に効果があると確認された[37]．また，MCI 高齢者に軽度認知症高齢者を加えて実施されたシステマティックレビューにおいても同様に認知機能の向上に ICT を活用した認知トレーニングの有効性が確認されており[38]，新しい認知症予防の介入手段としての普及が期待される．

JCOPY 498-22952

文献

1) Suzuki T, Shimada H, Makizako H, et al. A randomized controlled trial of multicomponent exercise in older adults with mild cognitive impairment. PLoS One. 2013; 8: e61483.

2) Lautenschlager NT, Cox KL, Flicker L, et al. Effect of physical activity on cognitive function in older adults at risk for Alzheimer disease: a randomized trial. JAMA. 2008; 300: 1027-37.

3) Suzuki T, Shimada H, Makizako H, et al. Effects of multicomponent exercise on cognitive function in older adults with amnestic mild cognitive impairment: a randomized controlled trial. BMC Neurol. 2012; 12: 128.

4) Baker LD, Frank LL, Foster-Schubert K, et al. Effects of aerobic exercise on mild cognitive impairment: a controlled trial. Archi Neurol. 2010; 67: 71-9.

5) van Uffelen JG, Chinapaw MJ, van Mechelen W, et al. Walking or vitamin B for cognition in older adults with mild cognitive impairment? A randomised controlled trial. Br J Sports Med. 2008; 42: 344-51.

6) Scherder EJ, Van Paasschen J, Deijen JB, et al. Physical activity and executive functions in the elderly with mild cognitive impairment. Aging Ment Health. 2005; 9: 272-80.

7) Lam LC, Chan WC, Leung T, et al. Would older adults with mild cognitive impairment adhere to and benefit from a structured lifestyle activity intervention to enhance cognition?: A cluster randomized controlled trial. PLoS One. 2015; 10: e0118173.

8) Nagamatsu LS, Handy TC, Hsu CL, et al. Resistance training promotes cognitive and functional brain plasticity in seniors with probable mild cognitive impairment. Archi Int Med. 2012; 172: 666-8.

9) Fiatarone Singh MA, Gates N, Saigal N, et al. The Study of Mental and Resistance Training (SMART) study-resistance training and/or cognitive training in mild cognitive impairment: a randomized, double-blind, double-sham controlled trial. J Am Med Dir Assoc. 2014; 15: 873-80.

10) Roma MF, Busse AL, Betoni RA, et al. Effects of resistance training and aerobic exercise in elderly people concerning physical fitness and ability: a prospective clinical trial. Einstein (Sao Paulo, Brazil). 2013; 11: 153-7.

11) Shimada H, Makizako H, Doi T, et al. Effects of combined physical and cognitive exercises on cognition and mobility in patients with mild cognitive impairment: A randomized clinical trial. J Am Med Dir Assoc. 2018; 19: 584-91.

12) Landrigan JF, Bell T, Crowe M, et al. Lifting cognition: a meta-analysis of effects of resistance exercise on cognition. Psychol Res. 2020; 84: 1167-83.

13) Zhang L, Li B, Yang J, et al. Meta-analysis: Resistance training improves cognition in mild cognitive impairment. Int J Sports Med. 2020; 41: 815-23.

14) Song D, Yu DSF, Li PWC, et al. The effectiveness of physical exercise on cognitive and psychological outcomes in individuals with mild cognitive impairment: A systematic review and meta-analysis. Int J Nurs Stud. 2018; 79: 155-64.

15) Huang X, Zhao X, Li B, et al. Comparative efficacy of various exercise interventions on cognitive function in patients with mild cognitive impairment or dementia: A systematic review and network meta-analysis. J Sport Health Sci. 2022; 11: 212-23.

16) Gates N, Fiatarone Singh MA, Sachdev PS, et al. The effect of exercise training on cognitive function in older adults with mild cognitive impairment: a meta-analysis of randomized controlled trials. Am J Geriatr Psychiatry. 2013; 21: 1086-97.

17) Shimada H, Doi T, Lee S, et al. Reversible predictors of reversion from mild cognitive impairment to normal cognition: a 4-year longitudinal study. Alzheimers Res Ther. 2019; 11: 24.

18) Ball K, Berch DB, Helmers KF, et al. Effects of cognitive training interventions with older adults: a randomized controlled trial. JAMA. 2002; 288: 2271-81.

19) Coyle H, Traynor V, Solowij N. Computerized and virtual reality cognitive training for individuals at high risk of cognitive decline: systematic review of the literature. Am J Geriatr Psychiatry. 2015; 23: 335-59.

20) Ge S, Zhu Z, Wu B, et al. Technology-based cognitive training and rehabilitation interventions for individuals with mild cognitive impairment: a systematic review. BMC Geriatr. 2018; 18: 213.

21) Hill NT, Mowszowski L, Naismith SL, et al. Computerized cognitive training in older adults with mild cognitive impairment or dementia: A systematic review and meta-analysis. Am J Psychiatry. 2017; 174: 329-40.

22) Li H, Li J, Li N, et al. Cognitive intervention for persons with mild cognitive impairment: A meta-analysis. Ageing Res Rev. 2011; 10: 285-96.

23) Martin M, Clare L, Altgassen AM, et al. Cognition-based interventions for healthy older people and people with mild cognitive impairment. Cochrane Database Syst Rev. 2011; (1) : CD006220.

24) Sherman DS, Mauser J, Nuno M, et al. The efficacy of cognitive intervention in mild cognitive impairment (MCI) : a meta-analysis of outcomes on neuropsychological measures. Neuropsychol Rev. 2017; 27: 440-84.

25) Simon SS, Yokomizo JE, Bottino CM. Cognitive intervention in amnestic mild cognitive impairment: a systematic review. Neurosci Biobehav Rev. 2012; 36: 1163-78.

26) Gates NJ, Vernooij RW, Di Nisio M, et al. Computerised cognitive training for preventing dementia in people with mild cognitive impairment. Cochrane Database Syst Rev. 2019; 3: CD012279.

27) Zhang H, Huntley J, Bhome R, et al. Effect of computerised cognitive training on cognitive outcomes in mild cognitive impairment: a systematic review and meta-analysis. BMJ Open. 2019; 9: e027062.

28) Zunzunegui MV, Alvarado BE, Del Ser T, et al. Social networks, social integration, and social engagement determine cognitive decline in community-dwelling Spanish older adults. J Gerontol B Psychol Sci Soc Sci. 2003; 58: S93-100.

29) Tomioka K, Kurumatani N, Hosoi H. Social participation and cognitive decline among community-dwelling older adults: A community-based longitudinal study. J Gerontol B Psychol Sci Soc Sci. 2018; 73: 799-806.

30) Smith L, Shin JI, Lopez Sanchez GF, et al. Social participation and mild cognitive impairment in low- and middle-income countries. Prev Med. 2022; 164: 107230.

31) Ngandu T, Lehtisalo J, Solomon A, et al. A 2 year multidomain intervention of diet, exercise, cognitive training, and vascular risk monitoring versus control to prevent cognitive decline in at-risk elderly people (FINGER) : a randomised controlled trial. Lancet. 2015; 385: 2255-63.

32) Rosenberg A, Ngandu T, Rusanen M, et al. Multidomain lifestyle intervention benefits a large elderly population at risk for cognitive decline and dementia regardless of baseline characteristics: The FINGER trial. Alzheimers Dement. 2018; 14: 263-70.

33) Solomon A, Turunen H, Ngandu T, et al. Effect of the apolipoprotein E genotype on cognitive

change during a multidomain lifestyle intervention: A subgroup analysis of a randomized clinical trial. JAMA Neurol. 2018; 75: 462-70.

34) Andrieu S, Guyonnet S, Coley N, et al. Effect of long-term omega 3 polyunsaturated fatty acid supplementation with or without multidomain intervention on cognitive function in elderly adults with memory complaints (MAPT) : a randomised, placebo-controlled trial. Lancet Neurol. 2017; 16: 377-89.

35) Moll van Charante EP, Richard E, Eurelings LS, et al. Effectiveness of a 6-year multidomain vascular care intervention to prevent dementia (preDIVA) : A cluster-randomised controlled trial. Lancet. 2016; 388: 797-805.

36) Hafdi M, Hoevenaar-Blom MP, Richard E. Multi-domain interventions for the prevention of dementia and cognitive decline. Cochrane Database Syst Rev. 2021; 11: CD013572.

37) Jung AR, Kim D, Park EA. Cognitive intervention using information and communication technology for older adults with mild cognitive impairment: A systematic review and meta-analysis. Int J Environ Res Public Health 2021; 18: 11535.

38) Chae HJ, Lee SH. Effectiveness of online-based cognitive intervention in community-dwelling older adults with cognitive dysfunction: A systematic review and meta-analysis. Int J Geriatr Psychiatry. 2023; 38: e5853.

〈島田裕之〉

第9章 軽度認知障害（MCI）に対する治療研究

KEY WORDS 軽度認知障害（MCI），アミロイド仮説，酸化ストレス，抗体療法，ARIA

Essence

❶ MCI の治療戦略を考えるうえでは，酸化ストレスの制御ならびにアミロイドβ自体の除去が大きな治療ターゲットといえる.

❷ 酸化ストレスを軽減する抗酸化サプリメントでは MCI に対して治療効果が報告されつつあるが，更なる検討が必要である.

❸ 脳内に蓄積したアミロイドβを標的とする複数の抗体療法で治療効果が報告されてきているが，その治療効果は未だ限定的である.

❹ MCI に対する抗体療法が実際に始まった場合，抗体療法の副作用であるアミロイド関連画像異常（amyloid-related imaging abnormalities: ARIA）への対応が重要となる.

❺ ホスホジエステラーゼⅢ阻害薬，シロスタゾールの MCI/アルツハイマー型認知症に対する治療効果が複数の研究グループから報告されており，更なる大規模研究の結果が期待されている.

CQ 9-1 MCI の発症や増悪に影響する因子にはどのようなものがあるか？

これまでの様々な疫学データの知見から，現在，以下のような因子が関与すると考えられている．①加齢，②*ApoE4* などのリスク遺伝子，③生活習慣病として喫煙，飲酒，運動不足，肥満，高血圧，糖尿病，④社会的孤立やうつ状態，⑤脳卒中や脳外傷などの既往歴[1-3].

このうちでも③の生活習慣病は治療可能な点で非常に重要である．これまでの研究の結果，高血圧，糖尿病，脂質異常症，肥満などを放置すると，酸化ストレスが増加し，動脈硬化血管周囲の炎症が引き起こされ，動脈硬化や無症候性脳梗塞などが多発する状態となると想定されている．このような状態に至ると，血管自体が「土

JCOPY 498-22952

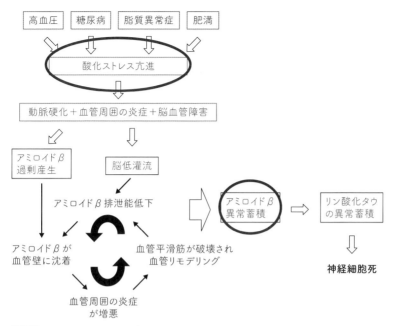

図1 MCI の発症メカニズム（仮説）

管化」し，血管周囲のアミロイドの排泄経路がうまく働かなくなり，脳内で産生された アミロイド β の蓄積が起こると考えられている．アミロイド β の蓄積が高度に起こると，引き続きリン酸化タウの蓄積が起こり，神経細胞死が引き起こされ認知症が発症すると想定されている（アミロイド仮説）**図1** [3]．詳細は別章を参照していただくとして，軽度認知障害（mild cognitive impairment: MCI）の治療戦略を考えるうえでは，酸化ストレスの制御ならびにアミロイド β 自体の除去が重要な治療ターゲットといえる．

CQ 9-2 MCI の発症や増悪を抑制できるサプリメント療法などはあるのか？

サプリメントによる治療効果の多くは，脳血管周囲の炎症や酸化ストレスを抑制することによってもたらされることが想定されている．例えば魚類などのオメガ-3 多価不飽和脂肪酸は脳機能改善し認知症進行を遅延する効果があると一般的に考えられてきていた．しかしながら 2016 年のコクランレビューでは，軽度から中等症のアルツハイマー型認知症患者 632 例を検討した 3 試験を組み入れ評価したが，オ

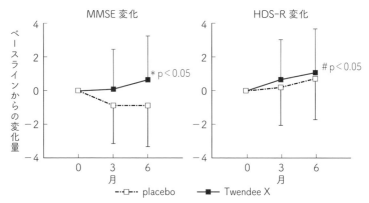

図2 抗酸化サプリメント TwendeeX の治療効果（Tadoroko K, et al. J Alzheimers Dis. 2019; 71: 1063–9[6]）より改変）
*$p < 0.05$ vs placebo（ANCOVA）
#$p < 0.05$ vs baseline（Wilcoxon signed-rank test）

メガ-3 多価不飽和脂肪酸の治療効果を示すエビデンスは認められなかった[4]．また，コリン，ウリジン，DHA という 3 種の機能成分を含む栄養サプリメント，スーベナイド（Souvenaid）は，当初ランダム化比較試験で認知機能改善効果があることが発表されたが，その後の 1,097 例 3 つの試験を組み入れたコクランレビューでは，認知症予防効果や認知機能改善効果のエビデンスは得られなかった[5]．一方，酸化ストレスを軽減する抗酸化配合剤 TwendeeX を用いた MCI に対するランダム化比較試験の結果では，MMSE（Mini-Mental State Examination）などの認知機能を有意に改善する効果が報告されている**図2**．認知機能障害の病態に酸化ストレスが関与することをヒトで示した点で注目を集めている[6]．ただ今回の試験での解析は 78 例と小数であったため，更なる多数例での検討が必要と考える．

CQ 9-3 MCI に対する抗体療法にはどのようなものがあるのか？ どの程度期待できるのか？

　MCI の発症や進行に大きく関与すると想定されているアミロイド β 蛋白の異常な蓄積に対して，アミロイド β に特異的に結合する抗体を用いた治療が研究され，実際にいくつもの臨床治験が行われてきている**図3**[7]．
　まず注目を浴びたのは MCI と軽度アルツハイマー病患者を対象として 2015 年以降に臨床治験が行われたアデュカヌマブで，アミロイド PET では多くの例で，

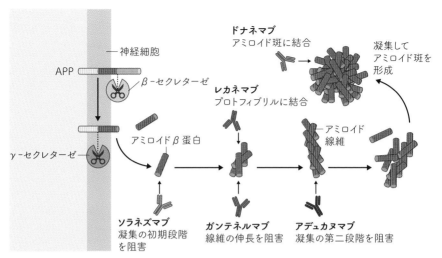

図3 アミロイド β 蛋白質に対する抗体療法（Abbott A. Nature. 2022; 603: 216-9[7]）より改変）

2023 年 8 月時点で，アデュカヌマブは米国 FDA のみ承認．レカネマブは米国と日本で承認されている．一方，ドナネマブは米国 FDA 迅速承認見送り，ソラネツマブ，ガンテネルマブは開発が中止された．

60~70%の脳内アミロイド減少効果が示されるなど高いアミロイド除去効果を示した[8]．しかしながら第III相試験である EMERGE 試験では，アデュカヌマブ高用量群はプラセボ群と比較して，認知症スコアでは投与後 18 カ月で進行スピードを約 23%抑制するにとどまり治療効果は限定的であった（p=0.01）．この結果をうけて，紆余曲折はあったものの米国 FDA では迅速承認となった．しかしながら，保険適用とはならず，日本では未だ薬事承認されていない状況が続いている．

　次に大きく注目を集めているのがレカネマブであり，MCI および軽度アルツハイマー病患者を対象とした第III相試験である Clarity AD 試験が行われ，アミロイド PET 上では，約 55%の脳内アミロイド減少効果を認め，認知症スコアでは進行スピードを約 27%抑制した．特筆すべきは，レカネマブ投与群で髄液中ならびに血漿中のリン酸化タウを明らかに減少させている点であり，この結果をうけて，米国 FDA では承認となり，日本でも 2023 年 8 月に承認された．

　このように複数の抗体療法で一部治療効果が報告されてきている．ただ，現時点でレカネマブ治療は，認知機能を改善できる効果は期待できないため，患者さん自身が治療効果を実感しにくいといった問題もある．①アミロイド蛋白が脳内に蓄積

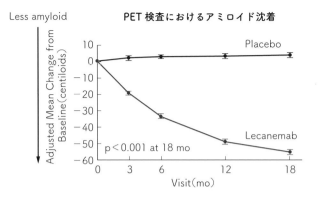

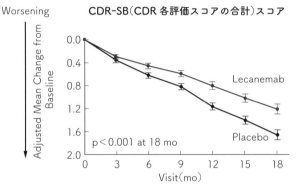

図4 抗体療法レカネマブの治療効果（van Dyck CH, et al. N Engl J Med. 2023; 388: 9-21[9]）より改変）

しているが，認知機能は正常な段階での発症前投与で，発症自体を予防することができるか，②他の薬剤と組み合わせ投与するなどして治療効果を改善させることはできるかなどを検討すべき課題は多い[9]．

CQ 9-4 MCI に対する抗体療法が実際に始まった場合に危惧される問題点とはどのようなものがあるのだろうか？

①まず抗体療法の副作用であるアミロイド関連画像異常（ARIA）への対応が重要となる．この現象は，抗体が血管に沈着したアミロイドβに反応して起こることが想定されており，高用量の抗体投与や ApoE4 ホモ接合体保持者では比較的高い確率で起こすことが知られている（レカネマブ 10 mg/kg 隔週投与をうけた ApoE4 ホモ接合体保持者の場合，32.6％の発生率[9]）．そのため，頭部 MRI など

で厳格なモニタリングを行う必要がある.

②前述した Clarity AD 試験において，レカネマブ投与を 3 回うけた MCI 患者 1名（ApoE4 ホモ接合体保持者）が，急性期脳梗塞を発症したため，組織プラスミノーゲン活性化因子（t-PA）の静注投与治療をされた後，急性脳内出血を発症して死亡した症例報告がなされている[10]．このように抗体療法後の患者に t-PA投与を行う場合，どのようなリスク管理を行うかも議論する必要がある.

③現時点では効果が限定的であり，認知症に進行した患者の場合，治療効果を認めない可能性がある．またいつまで投与するのかが現時点で不明確である.

④長期的な安全性が現時点では不確定であり，今後長期的な臨床試験の結果を確認する必要がある.

⑤認知機能障害が軽い，もしくはほとんど認めない治療対象者をどのように見つけるのかも大きな課題である．現時点で抗アミロイド β 抗体治療の対象者を確定させるためには，アミロイド PET により脳内のアミロイド β の沈着を確認するか，もしくは髄液検査で脳脊髄液の Aβ42 あるいは Aβ42/Aβ40 が基準値より低下していることを確認する必要がある．しかしながらアミロイド PET は非常に高額な検査であり，髄液検査も侵襲が大きく，また行える施設がそれほど多いわけではないので，抗体治療を希望する患者が多く受診した場合，医療機関が対応しきれない可能性もある．対策としてはまず診療地域ごとに診療体制を整備する必要があり，またアミロイド PET や髄液検査を代用しうるようなスクリーニング検査（例えば血液検査のバイオマーカー）の開発ならびに運用を行う必要がある.

CQ 9-5 MCI に対する治療法で他に有望なものはないのか？

複数の研究グループから，抗血小板薬の 1 つであるホスホジエステラーゼⅢ阻害薬，シロスタゾールの MCI/アルツハイマー型認知症に対する治療効果が報告されている．国立循環器病研究センターの猪原らは，アルツハイマー型認知症の認知機能障害の進行抑制に用いられるドネペジル塩酸塩という薬剤を内服している患者のうち，軽度認知症（MMSE スコアが 22 点以上 26 点以下）患者を解析したところ，ドネペジル塩酸塩単独で治療された患者では MMSE スコアの 2 点以上の低下を認めたものの（36 名；−2.2/年），シロスタゾール併用群では MMSE スコアの低下が抑制されたことを報告している（34 名；−0.5/年）[11]．また台湾・高雄医学大学のTai らのグループは，台湾全民健康保険データベースよりシロスタゾールでの治療を開始した認知症でない患者を分析しシロスタゾールを使用していた患者（2,287

例）は，非使用者（6,861例）と比較し，認知症リスクが有意に低下していた（調整後HR: 0.75, 95%CI: 0.61-0.92）[12]．現在，日本ではCOMSIDとよばれるMCIを対象としたシロスタゾール療法の臨床効果ならびに安全性を評価する医師主導治験が進められており，その結果が期待される．

文献
1) Deschaintre Y, Richard F, Leys D, et al. Treatment of vascular risk factors is associated with slower decline in Alzheimer disease. Neurology. 2009; 73: 674-80.
2) Li J, Wang YJ, Zhang M, et al. Vascular risk factors promote conversion from mild cognitive impairment to Alzheimer disease. Neurology. 2011; 76: 1485-91.
3) Scheltens P, Blennow K, Breteler MM, et al. Alzheimer's disease. Lancet. 2016; 388: 505-17.
4) Burckhardt M, Herke M, Wustmann T, et al. Omega-3 fatty acids for the treatment of dementia. Cochrane Database Syst Rev. 2016; 4: CD009002.
5) Burckhardt M, Watzke S, Wienke A, et al. Souvenaid for Alzheimer's disease. Cochrane Database Syst Rev. 2020; 12: CD011679.
6) Tadokoro K, Morihara R, Ohta Y, et al. Clinical benefits of antioxidative supplement twendee X for mild cognitive impairment: A multicenter, randomized, double-blind, and placebo-controlled prospective interventional study. J Alzheimers Dis. 2019; 71: 1063-9.
7) Abbott A. Could drugs prevent Alzheimer's? These trials aim to find out. Nature. 2022; 603: 216-9.
8) Sevigny J, Chiao P, Bussiere T, et al. The antibody aducanumab reduces Aβ plaques in Alzheimer's disease. Nature. 2016; 537: 50-6.
9) van Dyck CH, Swanson CJ, Aisen P, et al. Lecanemab in early Alzheimer's disease. N Engl J Med. 2023; 388: 9-21.
10) Reish NJ, Jamshidi P, Stamm B, et al. Multiple Cerebral Hemorrhages in a Patient Receiving Lecanemab and Treated with t-PA for Stroke. N Engl J Med. 2023; 388: 478-9.
11) Ihara M, Nishino M, Taguchi A, et al. Cilostazol add-on therapy in patients with mild dementia receiving donepezil: a retrospective study. PLoS One. 2014; 9: e89516.
12) Tai SY, Chien CY, Chang YH, et al. Cilostazol use is associated with reduced risk of dementia: A nationwide cohort study. Neurotherapeutics. 2017; 14: 784-91.

〈山下　徹〉

索　引

日本認知症予防学会 監修
軽度認知障害（MCI）診療マニュアル　　　©

| 発　行 | 2023 年 9 月 30 日　　　1 版 1 刷 |
| | 2024 年 10 月 10 日　　1 版 2 刷 |

監　修　一般社団法人 日本認知症予防学会

編著者　池　田　佳　生

　　　　浦　上　克　哉

発行者　株式会社　中 外 医 学 社

　　　　代表取締役　青 木　　滋

　　　　〒 162-0805　東京都新宿区矢来町 62
　　　　電　　話　03-3268-2701（代）
　　　　振替口座　00190-1-98814 番

印刷・製本/三報社印刷（株）　　　　〈SK・YK〉
ISBN 978-4-498-22952-5　　　　Printed in Japan